Heinz Schilcher · Ingeborg Stadelmann · Christian Herb

Duft- und Heilpflanzen,

sehen, verstehen, anwenden

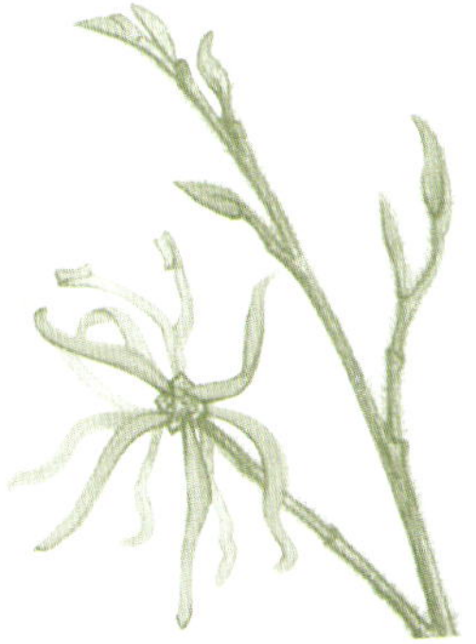

Heinz Schilcher
Ingeborg Stadelmann
Christian Herb

Duft- und Heilpflanzen

sehen, verstehen, anwenden

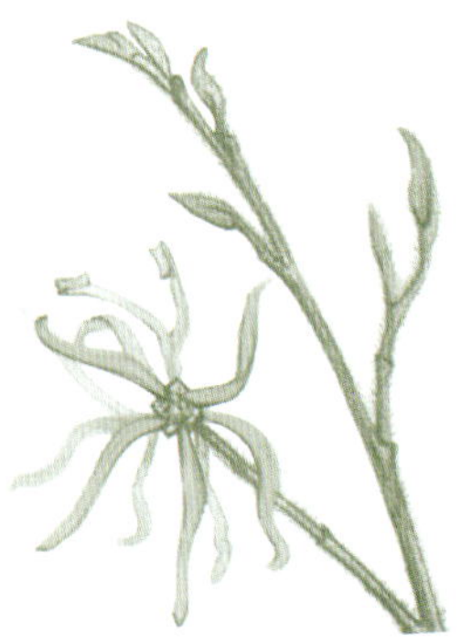

Stadelmann Verlag

Wichtiger Hinweis

Dieses Handbuch dient der Aufklärung, Information und Selbsthilfe. Jede Leserin und jeder Leser ist aufgefordert, in eigener Verantwortung zu entscheiden, ob und inwieweit die Pflanzen und deren Zubereitungen angewendet werden können. Das Buch dient lediglich dem Kennenlernen der Duft- und Heilpflanzen und zeigt die Vielfalt deren Einsatzgebiete. Es ersetzt weder Fachliteratur noch medizinischen Rat.

Pflanzen und Zubereitungen daraus, homöopathische Arzneien und ätherische Öle sind hochwirksame Substanzen, die, falsch eingesetzt oder zu hoch dosiert, zu Nebenwirkungen führen können.

Zwischen den abgebildeten Pflanzen und deren Erscheinen in freier Natur oder im Duft- und Heilpflanzengarten auf der Burghalde in Kempten sind Abweichungen möglich. Für eine exakte Bestimmung der Pflanze empfehlen wir entsprechende Literatur.

ISBN 978-3-96914-016-1

Nesso 8, 87487 Wiggensbach
SocialMedia: @stadelmannverlag
www.stadelmann-verlag.de
E-Mail: kontakt@stadelmann-verlag.de

Herstellung: Simone Dorn, Kempten, Eberl & Koesel Studio, Kempten
Lektorat: Danielle Flemming, Darmstadt

Vorwort

Im Jahr 2004 entstand in einem Gespräch zwischen der Naturheilkundlerin und Hebamme Ingeborg Stadelmann und dem Gärtner Christian Herb die Idee, im Allgäu einen Duft- und Heilpflanzengarten anzulegen. Beiden liegen nicht nur die Heilkräuter mit ihren vielfältigen Wirkungen am Herzen, sondern auch der korrekte Einsatz dieser Pflanzen. Jedoch sollte das Wissen zu solchen Pflanzen nicht nur in Seminaren und Vorträgen vermittelt werden, sondern das Betrachten, Anfassen und Kennenlernen in natura möglich sein. Der Apotheker Dietmar Wolz und die Stadt Kempten unterstützen die Idee sofort, und so konnte im Jahr 2005 das Projekt „Duft- und Heilpflanzengarten auf der Burghalde“ im Herzen der ältesten Stadt Deutschlands umgesetzt werden. Die Pflanzen wurden gemeinsam ausgewählt, von der Gärtnerei Herb zur Verfügung gestellt und unter Mithilfe der staatlichen Berufsschule (Abteilung Gartenbau) und des Förderzentrums St. Georg konnte der damals angehende Landschaftsarchitekt Ralph Stadelmann den mittlerweile gut besuchten Schaugarten Wirklichkeit werden lassen.

Sieben Jahre später entstand unter Initiative von Prof. Dr. Dr. h.c. mult. Heinz Schilcher der Wunsch, zu diesem Duft- und Heilpflanzengarten ein lehrreiches Büchlein im Sinne eines Gartenführers zu schreiben.

Der Garten wie das Buch zeigen die Vielfalt Heilpflanzen: Sowohl heimische Kräuter aus dem Allgäu bzw. der Alpenregion sind zu finden wie auch viele Exoten aus fernen Ländern.

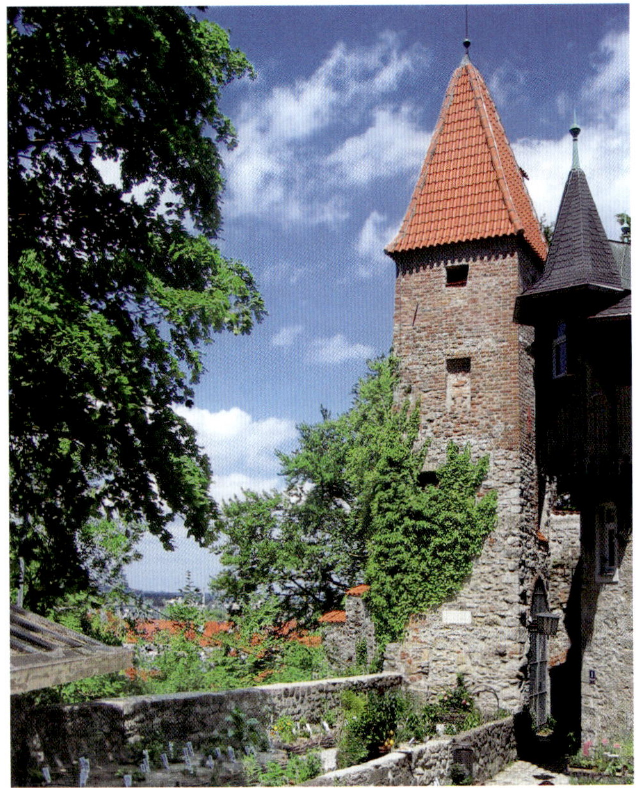

Bei Ihrem Besuch im Duft- und Heilpflanzengarten in Kempten können Sie so mithilfe des Buchs Ihr Wissen ergänzen. Aber auch zuhause – auch weitab des Allgäus – können Sie sich in Ruhe anhand der vielen Fotos eine Vorstellung davon machen, welche wunderbaren Geschöpfe aus Gottes Natur die Naturheilkunde möglich machen. Das knappe und kurze Nachschlagewerk vereint Wissenschaft, gelebte Anwendung und Erfahrung. Es beschreibt Pflanzen, die in der Kräuterheilkunde (Phytotherapie), in

der Aromatherapie und in der Homöopathie angewendet werden. Die Pflanzen, in verarbeiteter Form, finden Sie wieder in den Original-Stadelmann®-Aromamischungen, in Teemischungen und in den homöopathischen Taschenapotheken von Ingeborg Stadelmann, die in der Bahnhof-Apotheke hergestellt werden und direkt dort oder über Ihre Apotheke vor Ort erhältlich sind.
Dieses Buch soll auch aufzeigen, dass sich in der sogenannten Komplementär-Medizin wissenschaftliches und empirisches Wissen ergänzen, sowohl bei der eigenverantwortlichen Anwendung wie in der Therapie. Dabei ist immer eine Portion Respekt nötig und vor allem Wissen. Zur Vertiefung Ihres Wissens finden Sie ab S. 295 eine Liste der verwendeten oder empfehlenswerten Literatur.
Und vielleicht bekommen Sie ja durch das Duft- und Heilpflanzenbuch Lust, sich auch an Ihrem Wohnort für die Anlage eines solchen Gartens einzusetzen, damit möglichst viele Menschen die Vielfalt der Natur betrachten können. Womöglich begleitet sie dieses Taschenbuch aber auch beim Besuch in einem der vielen botanischen Gärten Europas. Oder einfach nur beim nächsten Spaziergang oder beim Verweilen in Ihrem Garten, und hilft Ihnen so, die Vielfalt der Pflanzenwelt in der Naturheilkunde besser zu sehen, zu verstehen und anzuwenden.

Viel Freude beim Lesen wünschen

Ihre Ingeborg Stadelmann

Ihr Heinz Schilcher, Christian Herb

Inhaltsverzeichnis

Einführung

Liebe Leserin, lieber Leser, lieber Gartenbesucher,
das Duft- und Heilpflanzenbuch soll lediglich exemplarisch sein und hat keinen Anspruch auf Vollständigkeit. Es will auf die Möglichkeiten der vielseitigen „Kräuteranwendungen“ im täglichen Leben sowie in der Selbstmedikation aufmerksam machen. Kräuter werden unterteilt, je nach Verwendungszweck, ob für die medizinische oder traditionelle Kräuterheilkunde, die Aromatherapie, die Homöopathie oder einfach als Lebensmittel, in:

- Arzneikräuter
- Aromapflanzen
- Kräuter als Ausgangspflanze für homöopathische Arzneien
- Gewürzpflanzen
- Salat- und Gemüsekräuter

Es werden mehr als 100 Pflanzen aufgezeigt, die in der Selbstmedikation von besonderer Bedeutung und zugleich auch „heimische Heilkräuter“ sind, oder ferne Exoten wie Teebaum und Eukalyptus, deren ätherische Öle über die Aromatherapie Einzug in unsere duftenden Hausapotheken gehalten haben. Einige wenige Giftpflanzen sind exemplarische Vertreter für die homöopathischen Arzneikräuter.

In der Anwendung gibt es für viele Pflanzen Überschneidungen, z. B. können Salbeiblätter sowohl Gewürz als auch Heilkraut sein. Weitere Beispiele sind Basilikum, Thymian, Zwiebel u. a. Nur wenige der aufgeführten Pflanzen sind in allen Bereichen vertreten, viele jedoch mindestens in zwei, manche sind gar in drei oder vier Anwendungsgebieten im anerkannten wie im bewährten Einsatz. Aber lesen und sehen Sie selbst auf den folgenden Seiten zu den unterschiedlichen Möglichkeiten und Varianten.

Bei vielen Arzneikräutern[1] sind die Qualität, die eingenommenen Mengen und die Zubereitungs- oder Darreichungsformen entscheidend, um den gesundheits- bzw. krankheitsbezogenen Erwartungen gerecht zu werden. Heilkräuter sind je nach Dosis heilend und lindernd, in niedriger Dosis aber auch vorbeugend wirksam und unterliegen dementsprechend dem Arzneimittelgesetz (AMG 1976). Bei den Pflanzensteckbriefen sind gesicherte medizinische Anwendungsempfehlungen beschrieben, die durch Monographien von vier Sachverständigenkommissionen erstellt wurden:

- Deutsche Sachverständigenkommission E nach dem AMG 1976
- Europäische Kommission ESCOP (European Scientific Cooperative on Phytotherapy)
- Kommission der WHO (World Health Organisation)
- EU-Committee for Herbal Medicinal Products (HMPC) bei der European Medicines Agency (EMA) in London

Die vertretbaren volksmedizinischen und traditionellen Anwendungsmöglichkeiten sind das Ergebnis eines 5-jährigen Forschungsauftrages, den Prof. Dr. Dr. h.c. mult. Heinz Schilcher und sein Arbeitskreis an der FU Berlin vom Bundesgesundheitsamt erhalten hatten.

Auf den Seiten 288 mit 291 finden Sie Anwendungsbereichen sowie Wirkungen von Pflanzen, die entweder als Teedroge, als Phytotherapeutikum, als Aromamischung oder homöopathisch in potenzierter Arzneiform zum Einsatz kommen.

---

1 In der Fachsprache (Apotheker, Drogisten, Biologen etc.) steht der Begriff „Kraut“ (im Arzneibuch unter „Herba“) nur für die Blätter und Stängel sowie die dazugehörigen Blüten. Nicht eingeschlossen sind aber die Früchte, Samen und Wurzeln (die jeweils eigene Bezeichnungen haben).

Aromapflanzen sind Pflanzen, deren ober- und unterirdische Pflanzenteile reich an ätherischen Ölen (natürliche Duftstoffe) sind und die sowohl als Heil- wie auch als Gewürzkräuter verwendet werden. Vornehmlich werden daraus jedoch durch schonende Wasserdampfdestillation naturreine ätherische Öle gewonnen, die dann in der Aromatherapie eingesetzt werden. Hochtechnisierte Analysemethoden sind unerlässlich geworden, um naturbelassene ätherische Öle von naturidentischen, von minderwertigen verschnittenen Ölen sowie von synthetischen Duftstoffen zu unterscheiden. Die duftenden Pflanzenwirkstoffe, Duftmoleküle genannt, wirken nicht nur über Raumbeduftung, sondern werden überwiegend lokal äußerlich angewandt. Ätherische Öle werden nur in Ausnahmen pur (niemals in Nasennähe!) aufgetragen, im Allgemeinen werden sie eingearbeitet in hautverträgliche und verstoffwechselbare fette Pflanzenöle, wie Sonnenblumen- oder Johanniskrautöl u.a. Wollwachs und Sheabutter dienen als natürliche Salbengrundlagen. Egal in welcher Form sie angewendet werden, immer beeinflussen die duftenden Pflanzenwirkstoffe das zentrale Nervensystem. Hochmoderne Analysemethoden, wie z.B. Kapillar-Gaschromatographie an Massenspektrometer gekoppelt (GC-MS), ermöglichen den Nachweis der Inhaltsstoffe ätherischer Öle und somit eine optimale Qualitätsauswahl. Mikrobiologische Untersuchungen garantieren einwandfreie Ausgangsrohstoffe für Aromamischungen. Das Wissen um Wirkungen und Eigenschaften der ätherischen wie fetten Pflanzenöle und Pflanzenwasser (Hydrolate) beruht sowohl auf wissenschaftlichen Erkenntnissen als auch auf langjährigen Erfahrungen.

Die Arzneipflanzen für die Homöopathie sind zum Teil auch Giftpflanzen, die nach den Regeln des Arztes Hahnemann verdünnt bzw. potenziert werden. Eingesetzt werden häufig tiefe oder niedere bis mittlere Potenzen (noch messbare materielle Dosen), oftmals auch hohe Potenzen (nur noch feinstoffliche Gaben) entsprechend der klassischen Ähnlichkeitsregel. Die Informationen über die Arzneien beruhen seit Hahnemann auf der Erfahrung von Ärzten, Heilpraktikern und Hebammen, sind in anerkannten Arzneimittelehren (Materia medica, s. Literatur S. 295) nachzulesen und werden durch jüngere wissenschaftliche Studien bestätigt.

Von den Gewürz- und Salat-Wildkräutern darf man keine therapeutische Wirksamkeit erwarten, sie besitzen aber auf alle Fälle einen gesundheitsfördernden bis vorbeugenden Effekt.
Ganz besonders gilt es ebenfalls zu beachten, dass viele Kräuter – ob sie nun als traditionelle Heilkräuter bekannt sind oder gesicherte medizinische Empfehlungen vorhanden sind – in Genusstees („Haustees") getrunken werden, z. B. Lavendel, Melisse, Pfefferminze u. v. a. Dies zeigt auch die enge Verknüpfung von Therapie und regelmäßigen präventiven Maßnahmen. Wichtig ist dabei sicher, darauf zu achten, dass in manchen angebotenen Tees zwar mit Heilkräutern geworben wird, diese aber nur in zu vernachlässigenden Mengen zugesetzt sind. Andererseits versteckt sich aber hinter manchem Genusstee doch eine angenehme Gesundheitswirkung. Wichtig ist auch, solche Genusstees immer wieder zu wechseln, damit der menschliche Organismus seinem Prinzip gerecht werden kann, nämlich dem Reiz-Reak-

tions-Mechanismus. Gewohnheit stumpft auch in dieser Hinsicht ab. Und unter dem Leitsatz von Hippokrates: „*Lass Deine Lebensmittel Deine Heilmittel sein.*“ ist es ganz sicher sinnvoll, solch wohltuende Tees jedem Süß- oder Alkoholgetränk vorzuziehen.

Im **Pflanzensteckbrief** hat der Gärtner und Heilkräuterliebhaber Christian Herb sein Wissen und seine Erfahrungen eingebracht, sodass Sie den Pflanzen in Ihrem Garten den richtigen Standort und die entsprechenden Bedingungen geben können. Um zu wissen, wie die Pflanzen zu überwintern sind, finden Sie außerdem im Anhang eine *Winterhärtezonen-Karte* (s. S. 294).
So können Sie Ihre eigenen Erfahrungen im Umgang mit Duft- und Heilpflanzen sammeln. Mit den praktischen Tipps und Zubereitungshinweisen wünschen wir Ihnen viel Freude für Ihren persönlichen Gebrauch der Wild- und Heilkräuter.

Bei der Beschreibung hier im Buch wird unterteilt in:

- botanischer deutscher und lateinischer Name
- Pflanzensteckbrief
  - Familie, Ursprungsland, Höhe, Blütezeit und -farbe, Standort und Biologie
- Anwendung
  - Verwendete Pflanzenteile
  - Arzneilich nachgewiesene Wirkung als Heilpflanze: gesicherte medizinische Anwendungsempfehlungen
  - Wirkungen des ätherischen Öls – und die typischen Anwendungsbereiche
  - Homöopathie: die wichtigsten Indikationen, insbesondere für den Hausgebrauch
  - Traditionelle Anwendung: vertretbare Anwendungen, für die keine wissenschaftlichen Wirksamkeitsstudien existieren, die aber in der traditionellen

Anwendung eine Bedeutung besitzen und für die auch der Verbraucherschutz gewährleistet ist.
- Lebensmittel: Verwendung als Gewürze, Salate, Gemüse etc.
- Interessantes und Nützliches: interessante, wissenswerte und allgemeine Hinweise, sowie ggf. die Notiz zu Giftigkeit
- Tipps (aus dem Kräutergarten u. a.): Zubereitungshinweise, Raffiniertes und Mögliches aus der Zauberkiste der Natur zum selbst Ausprobieren
- Platz für Ihre Notizen

Diese Informationen finden Sie auch auf den Schildern im Duft- und Heilpflanzengarten auf der Burghalde in Kempten.

Grundsatz

In der Naturheilkunde gilt immer der wichtige Satz von Paracelsus (Naturheilforscher Theophrastus Bombastus zu Hohenheim, 1493–1541): *„All Ding sind Gift und nichts ist ohn Gift; allein die Dosis macht, dass ein Ding kein Gift ist.“* Frei übersetzt: In vielen Fällen ist weniger mehr. Gleichzeitig muss aber natürlich auf eine ausreichende Dosierung geachtet werden, um eine Wirkung zu erzielen.
Wenn Sie in diesem Sinne den Umgang mit den Pflanzen und den daraus zur Verfügung stehenden Produkten pflegen und diese mit Bewusstsein einsetzen, stehen Ihnen hilfreiche Möglichkeiten zur Verfügung.

Erläuterungen zu den Pflanzenzubereitungen

Teeaufguss (Infus)

1–2 Teelöffel oder 1 Esslöffel geschnittene Droge (= getrocknete Pflanzenteile) werden mit 150–200 ml (= eine große Tasse) kochendem Wasser übergossen und ca. 10 Minuten ziehen gelassen, abgeseiht und möglichst warm getrunken. Empfohlen wird die Verwendung von speziellen Teetassen oder auch große Kannen mit einem Siebeinsatz und Deckel. Beim Abnehmen des Deckels ist es wichtig, diesen an der Kanne oder Tasse abzuklopfen, damit die gesammelten Wassertropfen, die mit ätherischem Öl angereichert sind, wieder im Tee landen und somit der feine Duft und Geschmack auch erhalten bleibt. So wird eine Gesamtwirkung erreicht, denn das Teetrinken mit Kräutern, die ätherisches Öl enthalten, ist immer auch ein bisschen Aromatherapie.

Teeabkochung (Dekokt)

Die Droge (Menge wie beim Infus) wird mit kaltem Wasser angesetzt, 20–30 Minuten gekocht, abgeseiht und warm getrunken.

Kaltauszug (Mazerat)

Bei manchen Drogen würde ein Infus oder ein Dekokt, aufgrund des hohen Anteils an Pektinen und Stärke zu einer Verkleisterung führen (z. B. Eibischwurzel), bei anderen gehen bei einem Auszug mit kochendem Wasser unerwünschte Inhaltsstoffe in den Tee über (z. B. Bärentraubenblätter). In diesen Fällen wird ein Kalt-Mazerat hergestellt. Dazu werden die zerkleinerten Drogen mit kaltem Wasser übergossen im Verhältnis von etwa 1 : 10.

Der Ansatz wird 3–5 Stunden oder auch über eine Nacht stehen gelassen bei Raumtemperatur, unter gelegentlichem Umrühren. Dann wird er durch ein Sieb oder Mull abgeseiht. Aus mikrobiologischen Gründen ist es ratsam, das Mazerat unmittelbar vor der Verwendung kurz aufzukochen.

Arzneipflanzen-Tinktur

Geschnittene oder grob pulverisierte Droge wird mit 45–60 Vol. % Alkohol (geeignet ist auch Obstler etc.) im Verhältnis 1:10 in einer braunen, gut verschließbaren Flasche übergossen. Unter täglichem Schütteln lässt man den Ansatz ca. 1 Woche bei Raumtemperatur stehen und filtriert ihn anschließend. Zusätzlich werden die Pflanzenteile ausgepresst und dieser Rest des Extraktionsansatzes wird zum Filtrat gegeben.

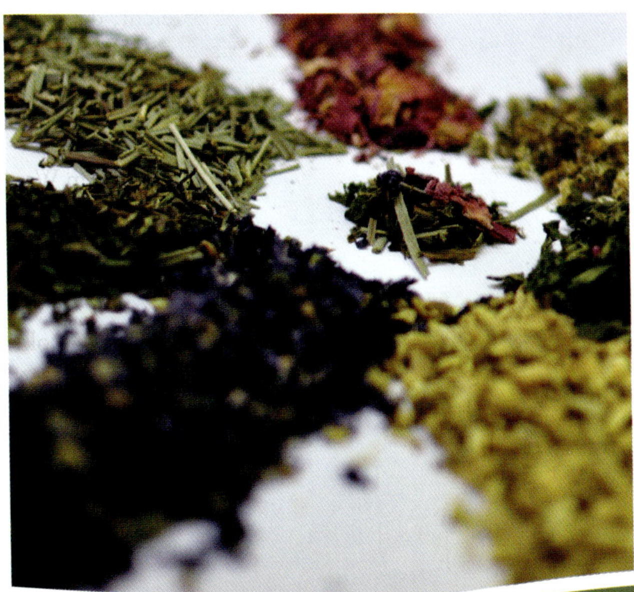

Erläuterungen zu Standort und Biologie

Boden

trockener Boden: Kies oder Schotter mit Lehm oder Landerde gemischt (im Verhältnis 3–5:1), kein Kompost, sehr gute Drainage
frischer Boden: durchlässige Landerde oder sandiger Lehm, sehr gute Drainage
feuchter Boden: Lehm oder schwere Landerde, drainiert, jedoch wasserhaltend
nasser Boden: schwerer Lehm ohne Drainage, Wasser bleibt zeitweiße stehen

Nährstoffgehalt

mager: benötigt wenig Dünger. Im Beet ausgepflanzte Pflanzen müssen oft gar nicht gedüngt werden, nur wenn die alten Blätter gelb werden ist eine Düngergabe sinnvoll. Im Topf nur im April oder Mai (sonst leidet die Winterhärte) eine Düngergabe mit organischem Volldünger (Beispielpflanzen sind Rosmarin, Salbei, Thymian, Bärentraube); kiesige und sandige Böden.
mäßig nährstoffreich: Gaben von abgelagertem Kompost (mind. 3 Jahre alt) und organischen Düngern im Frühjahr oder Spätherbst (November); sandige Lehmböden.
hoher Nährstoffbedarf: Gaben von abgelagertem Kompost (mind. 3 Jahre alt) und organischen Düngern im Frühjahr oder Spätherbst (November), bei spärlichem Wachstum ist eine Nachdüngung bis Ende Juni gut möglich, danach nicht mehr, da sonst oft die Winterhärte leidet; Lehmböden.

Licht

sonnig: Volle Sonne den ganzen Tag ist optimal, oft auch sehr heiße Lagen. Ein zeitweiser Schatten durch Häuser und Bäume wird jedoch für kurze Zeit vertragen.
absonnig: der Sonne abgewandte Grundstücke, auf denen die Hitze nicht stehen bleibt, zeitweiser Schatten durch Häuser und Bäume ist auch gut, oft auch die Westseite oder gut sonnige Südostseite.
halbschattig: meist Ost- oder Nordseiten mit Morgen- bzw. Abendsonne, Gehölzrand.
schattig: Pflanzen die unter (Laub-)Bäumen wachsen, Nordseite.

Bodensäure

sauer: pH-Wert ca. 4–4,5. Moorbeeterde, Torf, Erde mit Kiefern- und Tannennadeln; Gießwasser kalkfrei und weich, pH-Senkung mit Torfsäckchen in der Wassertonne oder Zitronensäure möglich, zusätzlich Eisen düngen.
leicht sauer: pH-Wert ca. 4,5–5,5; Zitruserde, Gießwasser kalkfrei und weich, pH-Senkung mit Torfsäckchen in der Wassertonne oder Zitronensäure möglich, zusätzlich Eisen düngen.
normal: pH-Wert ca. 5,5–6,5
basisch: pH-Wert über 6,5; bei Unterschreitung ist eine Düngung mit Kalk notwendig.

Winterhärtezonen

Die Einteilung in Winterhärtezonen basiert auf der mittleren kältesten Jahrestemperatur. Sie hilft dabei, einzuschätzen, welche Pflanzen in welcher Region überleben kann. Deutschland liegt in den Zonen 5 (Hochgebirge) bis 8 (z. B. Helgoland), die Übersichtskarte finden Sie auf S. 294.

Alant, echter – *Inula helenium* L.

Pflanzensteckbrief

Familie: Korbblütler, *Asteraceae (Compositae)*
Ursprungsland: Südeuropa, Türkei, Iran, Westsibirien, Zentralasien
Höhe: 100–130 cm
Blütezeit, -farbe: Juli bis Oktober; gelb

Standort und Biologie

- sonnig
- Garten
- nährstoffreicher, durchlässiger, frischer Gartenboden
- mehrjährig
- winterhart, Zone 5
- Bienen- und Insektenpflanze

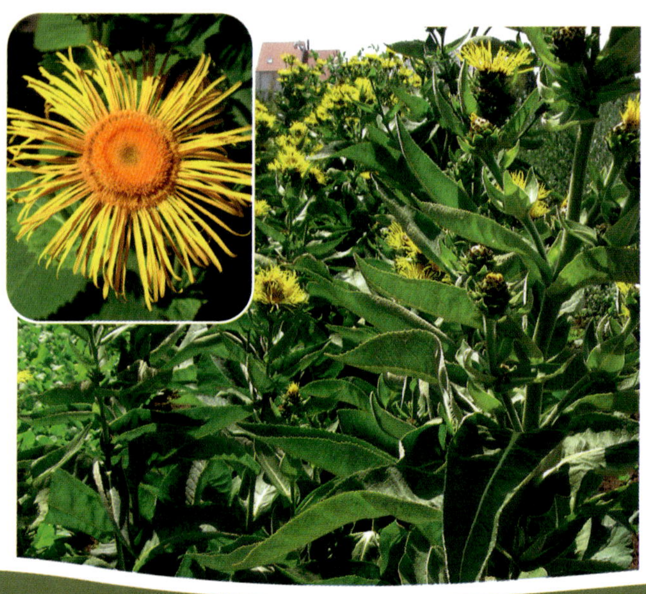

Anwendung

Für die Kräuterheilkunde und zur Herstellung der Tinktur als Ausgangsstoff für die homöopathische Arznei werden die zwei- bis dreijährigen Wurzelstöcke bzw. Wurzeln verarbeitet.

Arzneilich nachgewiesene Wirkung

Von der Kommission E als „Negativ-Monographie" verabschiedet.

Wirkung des ätherischen Öls

Die Aromatherapie verwendet das Öl von *Inula graveolens* bei Husten.

In der Homöopathie

Eine nicht häufig gebrauchte Arznei, aber hilfreich bei trockenem Husten mit Kitzeln im Kehlkopf.

Traditionelle Anwendung

Bei Husten mit zähflüssigem Schleim sowie als verdauungsförderndes Magenmittel und sehr selten als Harnwegsmittel.

Als Lebensmittel

keine Verwendung

Interessantes und Nützliches

Achtung! Allergische Reaktionen sind möglich.
Alant ist auch bekannt unter dem Namen Helenkraut.

● Tipp aus dem Kräutergarten

An einem sonnigen Platz im Garten wächst Alant zu einer Prachtpflanze heran. Seine großen Blätter eignen sich gut für füllige Blumensträuße.

Aloe, echte – *Aloe vera* (L.) Burm.

früher: *Aloe barbadensis*

Pflanzensteckbrief

Familie: Liliengewächse, *Liliaceae*
Ursprungsland: Afrika, Arabien, Indien
Höhe: 40–80 cm
Blütezeit, -farbe: Januar bis April; gelb, rot

Standort und Biologie

- sonnig
- Kulturpflanze, Kübelpflanze
- magerer, durchlässiger Boden, Kakteenerde
- mehrjährig
- Überwinterung bei 5–12 °C im Kalthaus, Zone 8

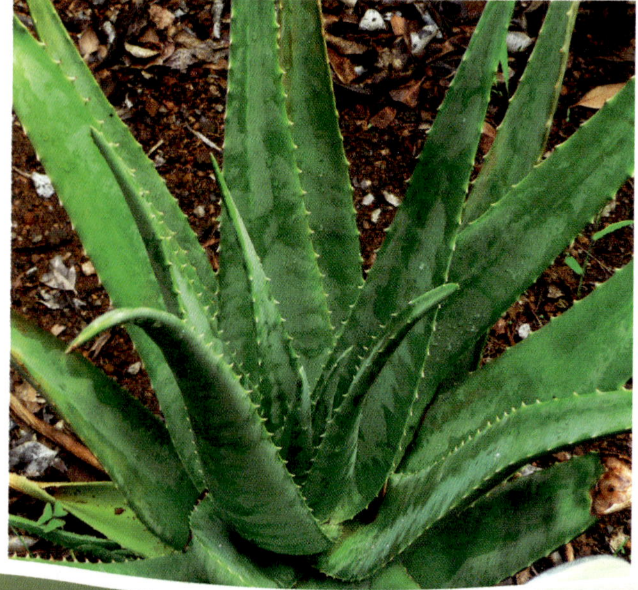

Anwendung

Der komplette Pflanzensaft wird zu einem Trockenextrakt bzw. zum Aloe-Pulver verarbeitet und zur Herstellung von Aloe-Abführmittel verwendet. Das von der äußeren Rinde befreite Mark des Blattinneren wird zu einem Gel verarbeitet, das entweder direkt verwendet wird oder aus dem mit fetten Pflanzenölen ein Aloe-Vera-Öl (Mazerat) hergestellt werden kann.

Arzneilich nachgewiesene Wirkung

Bei Stuhlverstopfung; ohne ärztlichen Rat nicht länger als 1–2 Wochen einnehmen.

Wirkung in Aromamischungen

Das ölige Mazerat aus dem Aloe-Vera-Mark mit seiner feuchtigkeitsspenden Wirkung wird als Trägeröl für Aromamischungen geschätzt.

In der Homöopathie

Drei andere Aloe-Arten werden gelegentlich verwendet, vor allem *A. socotrina* bei Kopfschmerzen, Verdauungsbeschwerden und Hämorrhoiden.

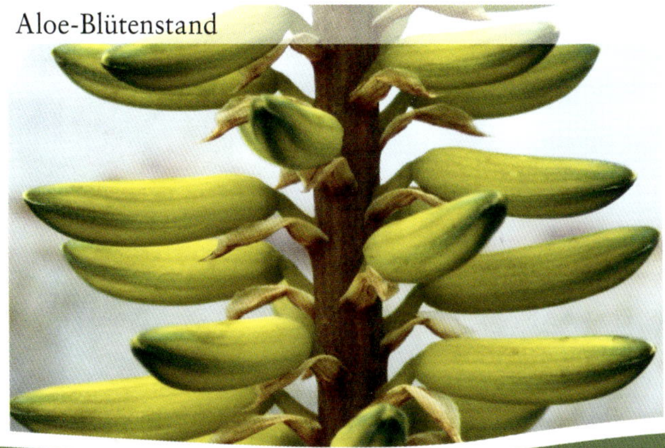
Aloe-Blütenstand

Traditionelle Anwendung
Das von den äußeren Zellschichten befreite Blattwerk wird zu Gel verarbeitet und wirkt äußerlich angewandt entzündungshemmend und wundheilungsfördernd. Es ist bei Verbrennungen sehr beliebt und war in Europa bis vor 30 Jahren unbekannt.

Als Lebensmittel
keine Verwendung

Interessantes und Nützliches
Das Mark wird in großen Mengen für Kosmetika verwendet. Es werden ihm allerhand Heilwirkungen zugeschrieben, jedoch sollte auf die Konservierungsmittel geachtet werden, die oftmals in größeren Mengen zugesetzt werden. Außerdem muss seine abführende Wirkung beachtet werden, wenn die äußeren Zellschichten nicht sauber entfernt wurden. Von einer innerlichen Anwendung von Aloe-Vera-Präparaten ist abzuraten, insbesondere wenn nicht angegeben ist, dass das Produkt frei von Anthrachinonderivaten ist.

● Praktischer Tipp
Bei Verbrennungen ist es einen Versuch wert, von der Pflanze ein Stück abzuschneiden und den gesamten Pflanzensaft auf die schmerzende Stelle zu träufeln. Gleiches gilt zur Erstbehandlung von Schnittwunden etc.

Notizen

Anis – *Pimpinella anisum* L.

Pflanzensteckbrief

Familie: Doldengewächse, *Apiaceae (Umbelliferae)*
Ursprungsland: Westasien
Höhe: 40–50 cm
Blütezeit, -farbe: Juli bis August; weiß

Standort und Biologie

- absonnig
- Wiese
- mäßig nährstoffreicher, durchlässiger Boden
- einjährig
- Fruchtwechsel beachten
- Bienen- und Insektenpflanze Zone 7

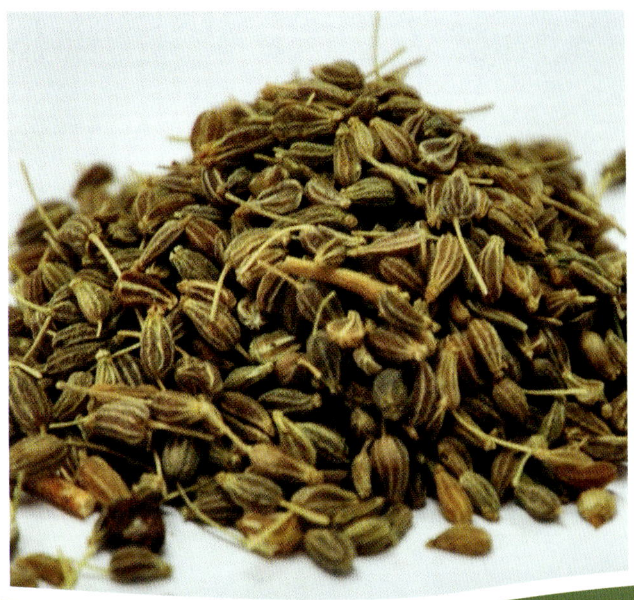

Anwendung

Verwendet werden die getrockneten reifen Früchte, aus ihnen wird auch das süßlich würzige ätherische Öl gewonnen. Für die homöopathische Arznei werden die Samen von Sternanis (*Illicium verum* Hook. f.) verarbeitet.

Arzneilich nachgewiesene Wirkung

Die dokumentierten Wirkungen lauten: auswurffördernd (expektorierend), krampflösend und antibakteriell sowie leicht blähungslindernd.

Wirkung des ätherischen Öls

Das Öl ist beschrieben als auswurffördernd, schleimlösend, blähungswidrig, milchbildungsfördernd. Seine krampflösenden Wirkungen machen es zu einem wichtigen Bestandteil in Aromamischungen bei Verdauungsbeschwerden.

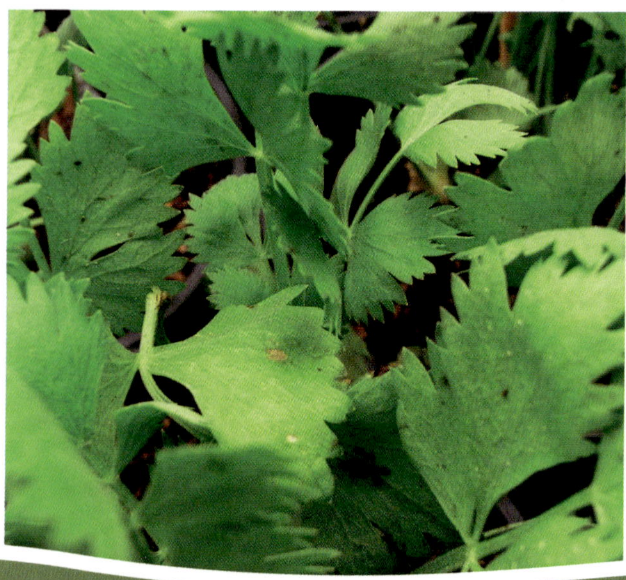

In der Homöopathie
keine Verwendung

Traditionelle Anwendung
Wird bei Magen-Darm-Beschwerden, Reizhusten und zur Förderung der Milchbildung in der Stillzeit angewendet.

Als Lebensmittel
In Brot und Kleingebäck ein beliebtes Gewürz, nicht nur zur Weihnachtszeit.

Interessantes und Nützliches
Um die Wirkung des ätherischen Öls der Anissamen im Tee optimal zu nutzen, sollen sie immer frisch angestoßen werden. Das ätherische Anisöl darf nicht zu hoch dosiert werden und gehört in Expertenhände.

● **Tipp aus dem Kräutergarten**
Nach einem üppigem Essen empfiehlt sich ein Tee aus Anis, Kümmel und Fenchel, zu jeweils gleichen Teilen. Nicht vergessen, die Früchte anzustoßen vor dem Überbrühen mit kochendem Wasser oder kauen.

Notizen

Arnika, Bergwohlverleih –
Arnica montana L.

Pflanzensteckbrief

Familie: Korbblütler, *Asteraceae (Compositae)*
Ursprungsland: Nordamerika, Europa ohne britische Inseln
Höhe: 30–50 cm
Blütezeit, -farbe: von Mai bis Juli; gelb

Standort und Biologie

- absonnig
- lichter Bergwald und Bergwiesen, kalkmeidend
- magerer, durchlässiger, saurer Boden
- kurzlebige Staude von 2–4 Jahren
- winterhart, Zone 6
- Bienen- und Insektenpflanze

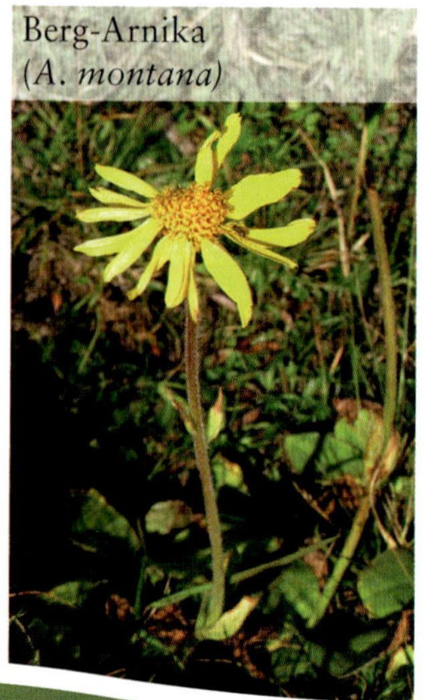
Berg-Arnika (*A. montana*)

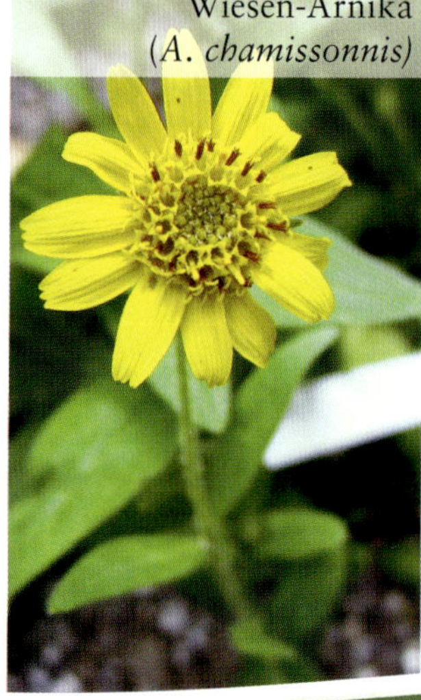
Wiesen-Arnika (*A. chamissonnis*)

Anwendung

Es werden die ganzen Blütenstände oder die ausgezupften Blütenblättchen für die Kräuterheilkunde verwendet. Die homöopathische Arznei wird aus den getrockneten unteriridischen Teilen hergestellt.

Arzneilich nachgewiesene Wirkung

Arnika hilft bei Blutergüssen, Prellungen, Quetschungen und weiteren Unfallfolgen. Sie wirkt entzündungshemmend, z. B. nach Insektenstichen. **Innerlich** in der Selbstmedikation **nicht** anzuwenden und äußerlich nur als verdünnte Tinktur (1:4 bis 1:5), z. B. mit essigsaurer Tonerdelösung oder in der „Retterspitz-Tinktur“.

Wirkung in Aromamischungen

Arnikaöl (Ölauszug von Arnikablüten in Olivenöl) ist als Grundlage für Salben und Massageöle bei den genannten Indikationen sehr bewährt und beliebt, v. a. bei

Berg-Arnika (*A. montana*)

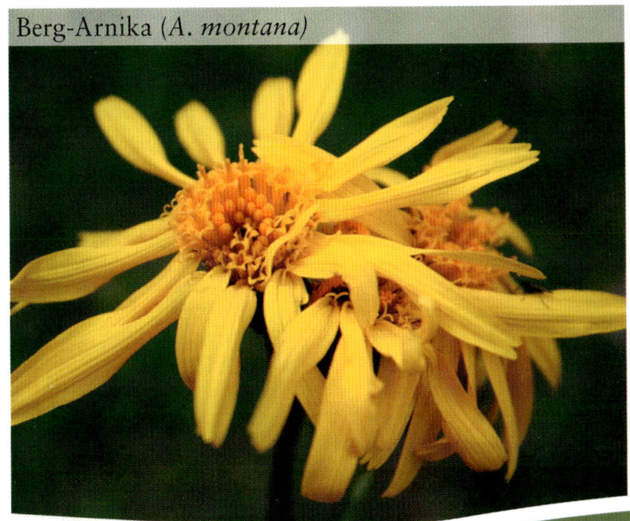

Sportlern und älteren Menschen. Es wirkt durchblutungsfördernd und erwärmend, darf aber nicht auf offene Wunden gelangen und in der Schwangerschaft nur nach Rücksprache mit einem Experten benutzt werden.

In der Homöopathie

Die bewährte Arznei, die in keiner Hausapotheke fehlen darf. Sie wird eingesetzt bei Folgen von Überanstrengung, Hämatom, Prellung, Verrenkung, Verstauchung, Quetschung, rheumatischen Muskel- und Gelenkschmerzen. Sie wirkt wundheilungsfördernd, bei Venenbeschwerden, nach Operationen, Geburten, Zahnextraktionen. Bewährt in tiefer Potenz bei bettnässenden Kindern.

Traditionelle Anwendung

durchblutungsfördernd, rheumatische Muskel- und Gelenkbeschwerden

Als Lebensmittel

keine Verwendung

Interessantes und Nützliches

Im Kräutergarten auf der Kemptener Burghalde befindet sich **Wiesen-Arnika** (*Arnica chamissonis* Less.) aus Nordamerika und nicht unsere Berg-Arnika (*Arnica montana*), weil sich diese nur an ihrem natürlichen Standort kultivieren lässt (Ausnahme: 2 Kultursorten der Firmen Weleda und Kneipp, Sorte „Arbo“). Die Wiesen-Arnika gedeiht auch im Garten. Die Anwendung ist ähnlich, allerdings ist sie schwächer wirksam und es existieren im Unterschied zu unserer heimischen Berg-Arnika keine ausreichenden pharmakologischen und klinischen Studien.

Achtung! Berg-Arnika steht unter Naturschutz und darf nicht gesammelt werden!

Baldrian – *Valeriana officinalis* L. (s. l.) (Baldrian-Sammelart)

Pflanzensteckbrief

Familie: Baldriangewächse, *Valerianaceae*
Ursprungsland: Europa und Asien
Höhe: 80–120 cm
Blütezeit, -farbe: Juni bis August; weiß bis zart rosa

Standort und Biologie

- absonnig, halbschattig
- Bach, Wiese
- nährstoffreicher, feuchter Boden
- mehrjährig
- winterhart, Zone 3
- Bienen- und Insektenpflanze.

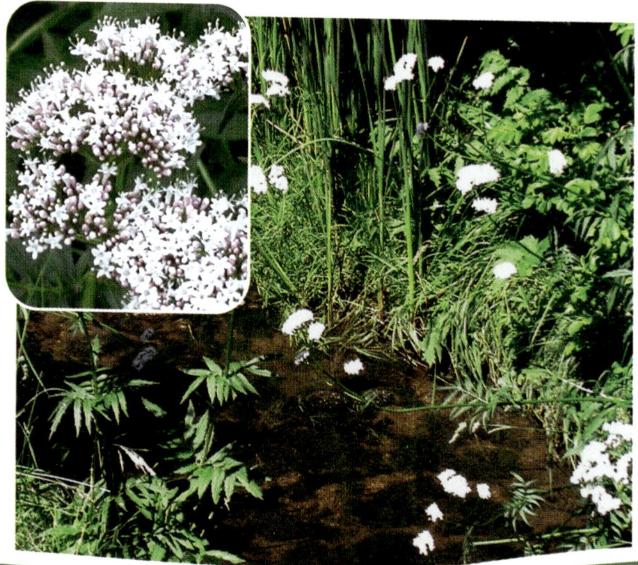

Anwendung

Die ausschließlich aus Kulturen stammenden, unterirdischen Organe (Wurzelstock, Wurzeln und Ausläufer) werden sowohl für die Kräuterheilkunde als auch für die Homöopathie verarbeitet.

Arzneilich nachgewiesene Wirkung

Baldrian wirkt beruhigend bei vielen Formen der Nervosität, z.B. bei nervösen Darm- u. Magenbeschwerden, bei Einschlafstörungen aufgrund nervöser Erschöpfung und beim Burn-out-Syndrom. Er nimmt bei nervösen Herzbeschwerden den Druck von der Brust. Entscheidend ist aber eine entsprechend hohe Dosierung (z.B. 600 mg Trockenextrakt in Kapseln oder 1 TL Baldriantinktur).

Wirkung des ätherischen Öls

Der europäische Baldrian wird nicht destilliert. Für die Aromatherapie wird Nardenöl verwendet, das aus den Wurzeln von *Nardostachys jatamansi* (D. Don) DC., einer Baldrianart aus Nepal, Indien und dem Himalaya destilliert wird. Es hat einen warmen, erdig dominanten Duft, seine entspannende, schlaffördernde, und angstlösende Wirkung macht es zu einem wichtigen Bestandteil in Aromamischungen. Das Öl sollte sehr sparsam verwendetet werden, denn der Geruch ist nicht jedermanns Sache.

In der Homöopathie

Valeriana ist eine bewährte homöopatische Arznei, die in tiefen Potenzen bei Nervosität, Schlaflosigkeit und nervösem Erbrechen hilft.

Traditionelle Anwendung

Ein schon lange bekanntes beruhigendes Mittel bei Schlafstörungen. Bei einer Unterdosierung kann es zu einer paradoxen Wirkung kommen, also zu Unruhe und Zappeligkeit.

Als Lebensmittel

keine Verwendung

Interessantes und Nützliches

Baldrianpflanzen im Garten ziehen Katzen, insbesondere Kater, an. Sie aalen sich solange am Fuß der Pflanze, bis die Wurzeln frei liegen, was zum Absterben der Pflanze führen kann. Auch Aromamischungen mit Nardenöl locken Katzen an und machen sie dann äußerst anhänglich.
Baldrian sät sich gerne selbst im gesamten Garten aus.

● Praktischer Tipp

Baldrianteeaufgüsse helfen auch nervösen Tieren zur Ruhe zu kommen, z. B. nach einem Umzug, wenn die neue Umgebung Nervosität auslöst.

Notizen

___

___

___

Basilikum – *Ocimum basilicum* L.

Pflanzensteckbrief

Familie: Lippenblütler, *Lamiaceae*
Ursprungsland: Indien; Basilikum ist schon seit Alexander dem Großen eine Kulturpflanze im Mittelmeerraum.
Höhe: 60 cm
Blütezeit, -farbe: Juni bis September; weiß, rosa, lila

Standort und Biologie

- sonnig
- Kulturpflanze
- nährstoffreicher, durchlässiger, frischer Boden
- einjährig; Strauchbasilikum ist mehrjährig
- Überwinterung im Warmhaus bei mind. 15 °C, Zone 10
- Bienen- und Insektenpflanze

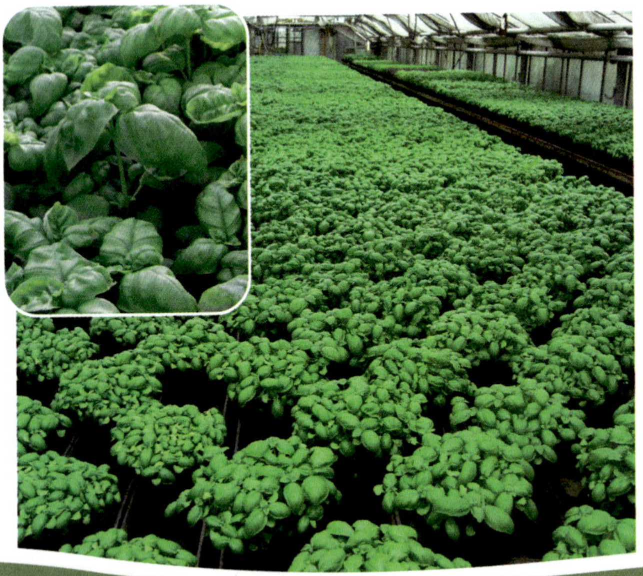

Anwendung

Für die Kräuterheilkunde und Aromatherapie werden die getrockneten oberirdischen Teile verwendet, daraus wird auch ein scharfes, krautigartiges, frisches ätherisches Öl destilliert.

Arzneilich nachgewiesene Wirkung

Eine klinische Untersuchung auf Wirksamkeit ist zurzeit in der Prüfphase.

Wirkung des ätherischen Öls

Bei neuralgischen Beschwerden; entspannend, angstlösend. Ist nicht in den Stadelmann®-Aromamischungen enthalten, da das ätherische Öl nicht bei Schwangeren und Kleinkindern angewendet werden darf.

In der Homöopathie

keine Verwendung

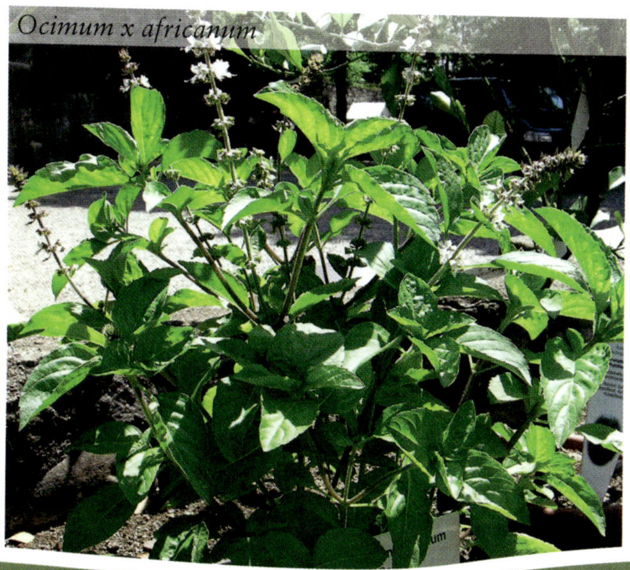

Ocimum x africanum

Traditionelle Anwendung

Die Pflanze mit dem kräftigem Aroma wird in der traditionellen Heilkunde bei Blähungen und Verdauungsstörungen eingesetzt.

Als Lebensmittel

Unverzichtbar zu Tomaten und Mozarella und zum Würzen vieler anderer Gerichte, z.B. als Pesto zu Spaghetti.

Interessantes und Nützliches

Basilikum soll aufgrund seines kritischen Wirkstoffs Estragol nicht in großen Mengen verzehrt werden, dies wird aber schon durch seinen intensiven Geschmack vermieden. Das ätherische Öl gehört ausschließlich in die Hände von Fachleuten.

● Tipp aus dem Kräutergarten

Basilikum lässt sich gut in Töpfen aussäen. Die Schnecken lieben ihn, deshalb am besten im Topf lassen. Aus Afrika kommen Strauchbasilikum-Sorten (*Ocimum x africanum* Lour.) wie „der Grüne Afrikaner" oder „der Blaue Afrikaner". Diese sind robuster und halten sich auch im Allgäu über den Sommer im Freien. Sie können bis zu einem Meter und höher werden. Als Kübelpflanze sind sie mehrjährig.

Notizen

Beinwell – *Symphytum officinale* L.

Pflanzensteckbrief

Familie: Borretschgewächse (Rauhblattgewächse), *Boraginaceae*
Ursprungsland: Südostasien, jetzt weltweit verbreitet
Höhe: 150 cm
Blütezeit, -farbe: Mai bis Juli; weiß, gelb, hell- bis dunkellila

Standort und Biologie

- halbschattig bis absonnig
- Bach, Wegesrand, Baudeponien
- nährstoffreicher, durchlässiger, lehmiger Boden, normaler Gartenboden
- mehrjährig
- winterhart, Zone 4
- Bienen- und Insektenpflanze

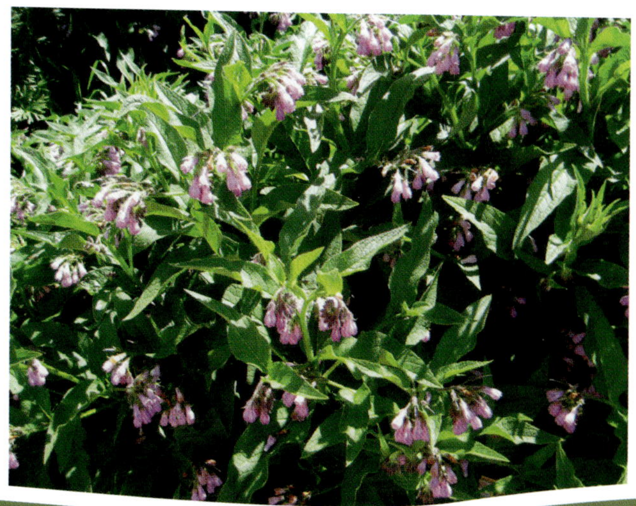

Anwendung

Verwendet werden die Wurzeln sowie das blühende Kraut, nur zur äußeren Anwendung in Form von Salben. Für die homöopathische Arznei werden die unterirdischen Teile vor der Blüte gesammelt und verarbeitet.

Arzneilich nachgewiesene Wirkung

Bei Prellungen, Quetschungen, Blutergüssen sowie bei Sportverletzungen trägt er zum Heilungsprozess bei.

Wirkung des ätherischen Öls

keine Verwendung

In der Homöopathie

Prellungen, Quetschungen, Knochenhautentzündung, Knochenbruch, klaffende Wunden, schlechte Wundheilung – darf in keiner Hausapotheke fehlen und wird in tiefen Potenzen gebraucht.

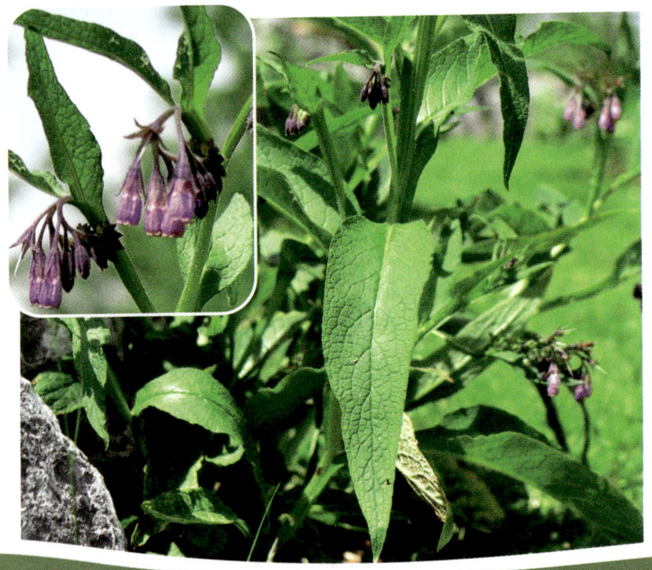

Traditionelle Anwendung
Entzündungshemmend, fördert die Kallusbildung. Die volksmedizinische Anwendung bei Schleimbeutel- und Nagelbettentzündungen ist plausibel. Bei Spontanprellungen sofort ein sauber gewaschenes Beinwellblatt auf die Körperstelle legen. Das Blatt „bitzelt“ und hinterlässt eine leichte Rötung auf der Haut, meist bleiben Schwellungen und/oder Hämatome aus bzw. verschwinden bald wieder. Bei Knochenbrüchen können immer wieder frische Blätter aufgelegt werden, solange die Bruchstelle schmerzt. An Winter- oder stark regnerischen Tagen ist ein Stück Wurzel aus dem Gefrierfach fein geraspelt eine wunderbare Gelenkauflage.

Als Lebensmittel
Lediglich die Blüten der Pflanze können zur „Verzierung“ einer Speise in geringen Mengen bedenkenlos verzehrt werden.

Interessantes und Nützliches
Achtung! Der Verzehr von Beinwellblättern als Gemüse muss wegen einer möglichen Leberschädigung abgelehnt werden. Beinwellblätter und -wurzeln dürfen nur äußerlich angewendet werden. Im Handel erhältliche Päparate sind auf die Abwesenheit bzw. auf die Gesamtmenge von Pyrrolizidinalkaloiden (PA) geprüft und enthalten nur die erlaubten Höchstmengen (äußerlich 100 Mikrogramm pro Tagesdosis).

● Tipp aus dem Kräutergarten
Achtung: Beinwell wuchert im Garten – einmal gepflanzt immer vorhanden. Deshalb besser nicht ins Blumenbeet pflanzen. Die Blätter sind hervorragendes Mulchmaterial.

Berberitze; gewöhnlicher Sauerdorn – *Berberis vulgaris* L.

Pflanzensteckbrief

Familie: Berberitzengewächse (Sauerdorngewächse), *Berberidaceae*
Ursprungsland: Asien, Türkei, Kaukasus, Europa ohne britische Inseln und Skandinavien
Höhe: 2–3 m
Blütezeit, -farbe: April bis Mai; gelb

Standort und Biologie

- sonnig bis halbschattig
- Waldrand, Hecke
- normale Gartenerde, anspruchslos
- mehrjährig
- winterhart, Zone 3

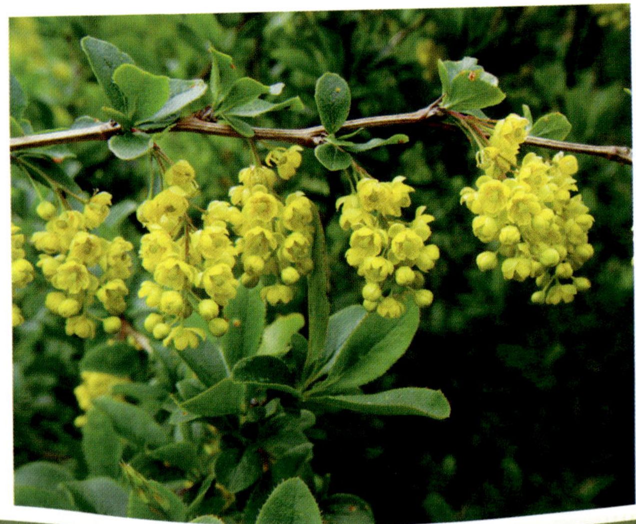

Anwendung

Es werden die getrockneten Früchte und die Wurzelrinde verwendet.

Arzneilich nachgewiesene Wirkung

Die getrockneten Berberitzenfrüchte beseitigen Darmträgheit. Das aus Berberitzenfrüchten isolierte Alkaloid Berberin wird medizinisch in Augentropfen zur Behandlung von Bindehautentzündungen verwendet.

Aromatherapie

keine Verwendung

In der Homöopathie

Berberis ist in tiefen Potenzen eine bewährte Arznei bei Blasen- und Harnwegsinfektionen. Das verwandte Sauerdorngewächs Caulophyllum (*Caulophyllum thalictroides* (L.) Michx.), ist eine potenzabhängige, wehenregulierende homöopathische Arznei in der Geburtshilfe.

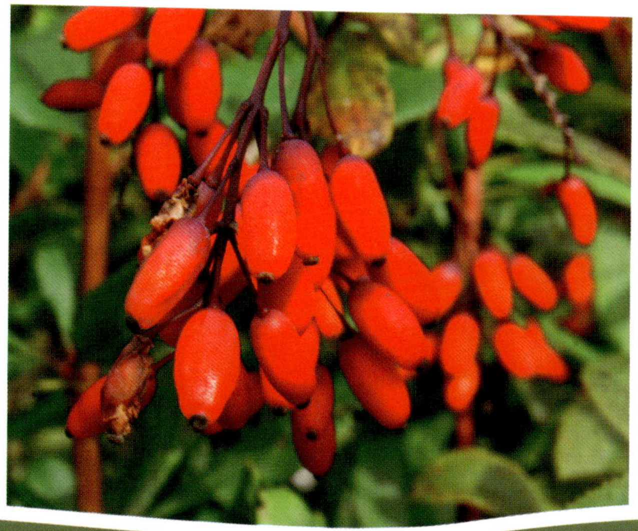

Traditionelle Anwendung

Nur in kleinen Mengen verwenden, bei Verdauungsbeschwerden als Tee aus der Wurzelrinde oder den getrockneten Früchten. 1 TL auf 1 Tasse Wasser, 20 Min. kochen.

Als Lebensmittel

Werden die Beeren roh verzehrt, können Unverträglichkeiten auftreten. Verkocht finden die Beeren als Kompott und Marmelade Verwendung. Aufgrund des relativ hohen Vitamin-C-Gehalts (der beim Kochen stark abnimmt) werden die Berberitzenfrüchte auch Sauerdornfrüchte genannt.

Interessantes und Nützliches

Berberitzenhecken waren früher die Begrenzungen von Äckern und Feldern. Sie sind entfernt worden, weil sie der Zwischenwirt für die Sporen des Geteiderostes *(Puccinia graminis)* sind.

● Tipp aus dem Kräutergarten

Dass Berberitze im Volksmund auch als „Sauerdorn“ bekannt ist liegt auch daran, dass es besser ist, dem dornigen Strauch beim Ernten der Früchte mit Respekt und dicken Handschuhen zu begegnen.

Notizen

Bergamotte –

Citrus bergamia L. Risco et Perit.

Pflanzensteckbrief

Familie: Rautengewächse, *Rutaceae*
Ursprungsland: Südostasien
Höhe: 150 cm
Blütezeit, -farbe: April bis Juni; weiß

Standort und Biologie

- hell, sonnig warm
- Kulturpflanze, Kübelpflanze
- nahrhafter Boden, keine Staunässe, durchlässiger Lehm, leicht sauer, gut mit Eisen versorgen, umtopfen in spezielle Kübelpflanzenerde
- mehrjährig
- Überwinterung im Kalthaus bei 5 – 12 °C, Zone 9
- Bienen- und Insektenpflanze

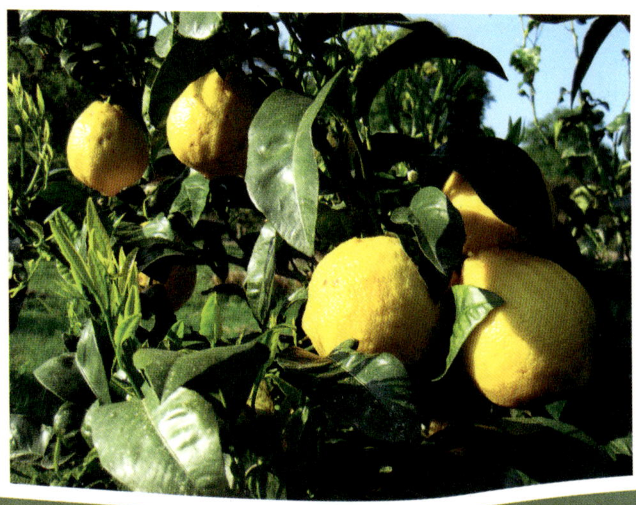

Anwendung

Die Schalenpressung der Früchte ergibt eine wunderbar frisch-herbe Duftessenz, bestehend aus ätherischen Ölen und Furanocumarinen.

Arzneilich nachgewiesene Wirkung

Bisher keine Wirkung nachgewiesen.

Wirkung des ätherischen Öls

Entspannend, entkrampfend, antibakteriell, antidepressiv, angstlösend. In der Duftlampe sehr beliebt. In Körperölen muss es vorsichtig dosiert werden.

In der Homöopathie

keine Verwendung

Traditionelle Anwendung

keine Verwendung

Als Lebensmittel

Bergamotte wird in Kalabrien zu Marmeladen und Likören verarbeitet.

Interessantes und Nützliches

Achtung! Körper- und Massageöle oder „Kölnisch Wasser" mit Bergamotteöl können nach Sonnenbestrahlung zu Hautentzündungen führen, deshalb nicht vor dem Solarium und bei Sonneneinstrahlung anwenden. Die gut riechenden Furanocumarine besitzen phototoxische Nebenwirkungen.

● Tipp aus der Teeküche

Ein Tropfen Bergamotteöl in eine Teekanne Darjeelingtee und Sie erhalten einen selbstgemachten Earl-Grey-Tee. Allerdings ist auch bei regelmäßigem Genuss dieses Tees im Sommer Zurückhaltung geboten wegen der phototoxischen Wirkung. Im Herbst ist das jedoch ein wunderbar stimmungsaufhellendes Getränk.

Bilsenkraut, schwarzes –

Hyoscyamus niger L. var. niger

Pflanzensteckbrief

Familie: Nachtschattengewächse, *Solanaceae*
Ursprungsland: Europa, Asien (ohne Südostasien), Nordafrika
Höhe: 30 – 50 cm
Blütezeit, -farbe: Mai bis September; hellgelb mit schwarzen Punkten

Standort und Biologie

- sonnig
- warme Schutthalden, Wiesen
- nährstoffreicher, frischer, lehmiger, durchlässiger Sandboden
- ein- bis zweijährig
- mit Schutz winterhart, Zone 5

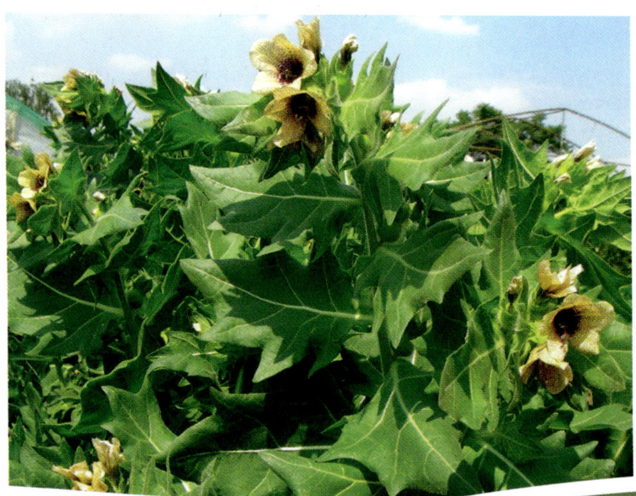

Anwendung

Verwendet werden Blätter, Samen und Wurzeln.

Arzneilich nachgewiesene Wirkung

Die Alkaloide wirken in Arzneimitteln (rezeptpflichtig) krampflösend und betäubend.

Wirkung des ätherischen Öls

keine Verwendung

In der Homöopathie

Wird als homöopathische Arznei in hohen Potenzen eingesetzt bei Halluzinationen und Wahnideen (Achtung: nur durch Fachleute!), aber auch bei krampfartigem Husten, hier meist in tiefen Potenzen.

Traditionelle Anwendung

Keine Verwendung, wegen der Giftigkeit.

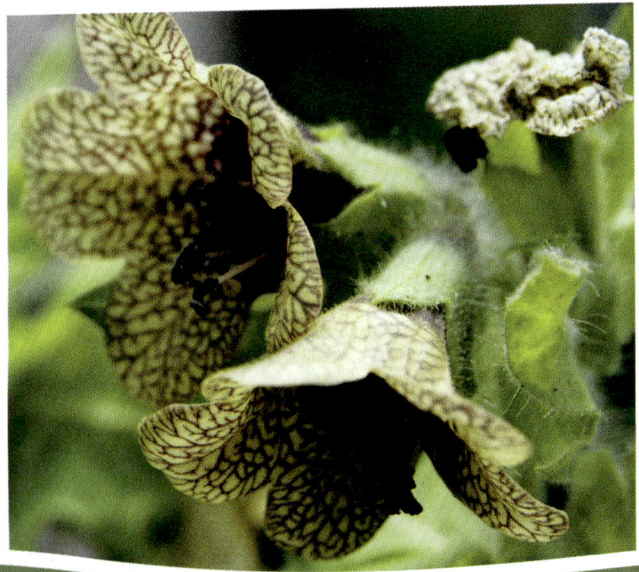

Als Lebensmittel
keine Verwendung

Interessantes und Nützliches
Giftig! Alle Pflanzenteile sind giftig! Bilsenkraut wurde historisch als Betäubungsmittel eingesetzt und galt als „Hexendroge“. Die immer wieder berichteten Vergiftungsfälle sind auf den missbräuchlichen Genuss von Kräutertees zur Stimmungsaufhellung zurückzuführen. Früher wurde Bilsenkraut wie Hopfen als Zutat zum Bierbrauen verwendet. Vermutlich verdankt das „Pils“ seinen Namen dem Bilsenkraut ebenso wie die tschechische Stadt Pilsen, die auch große Bilsenkrautgärten hatte zum Bierbrauen. Der Rausch sei furchtbar gewesen. Wohl auch deswegen entwickelte sich das bayerische Reinheitsgebot von 1516, das nur noch Hopfen und Malz zum Bierbrauen erlaubte.

● **Tipp aus dem Kräutergarten**
Bilsenkraut lässt sich nicht gerne pflanzen, gehört aufgrund seiner Giftigkeit auch nicht in den Hausgarten.

Notizen

Bittersüß; bittersüßer Nachtschatten – *Solanum dulcamara* L.

Pflanzensteckbrief

Familie: Nachtschattengewächse, *Solanaceae*
Ursprungsland: Europa, Asien
Höhe: 50 cm
Blütezeit, -farbe: Juni bis August; dunkelviolett

Standort und Biologie

- halbschattig
- Bach, Waldrand
- nährstoffreicher, durchlässiger Boden
- mehrjährig
- winterhart, Zone 6

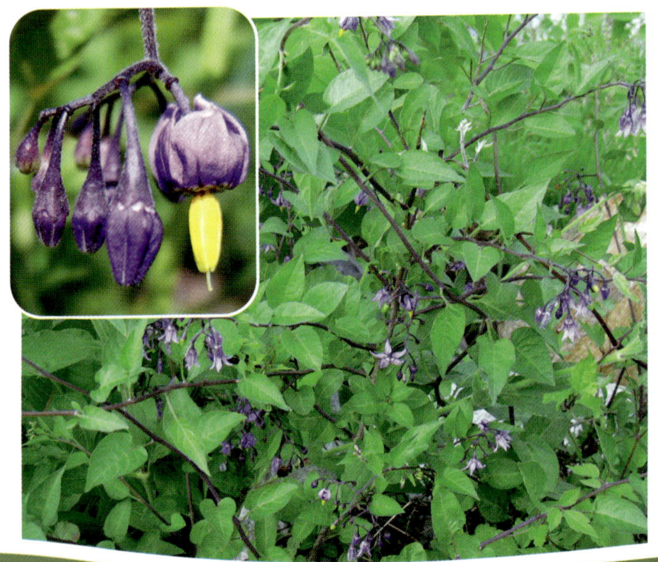

Anwendung

Verwendet werden die getrockneten zwei- oder dreijährigen Stengel. Die Homöopathie verarbeitet die frischen Triebe zur Blütezeit.

Arzneilich nachgewiesene Wirkung

Zur unterstützenden Therapie bei chronischen Ekzemen und gegen Juckreiz, als Salbe oder Tinktur.

Wirkung des ätherischen Öls

keine Verwendung

In der Homöopathie

Dulcamara wird in hohen Potenzen verwendet bei Erkältungen in Folge von Durchnässung und Kälte, Augenentzündungen, Blasenentzündungen, Sommerdurchfall, Nesselsucht, Herpes, Heuschnupfen und rheumatischen Beschwerden.

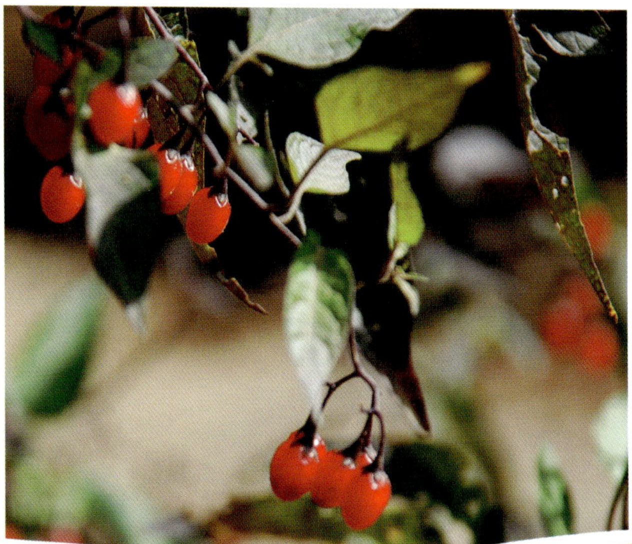

Traditionelle Anwendung

Die entzündungshemmende, adstringierende Wirkung wird genutzt bei Entzündungen der oberen Atemwege, Bronchitis, Asthma, rheumatischen Beschwerden; äußerlich bei Hautbeschwerden.

Als Lebensmittel

keine Verwendung

Interessantes und Nützliches

Giftig! Die unreifen grünen Beeren sind giftig und können für Kinder sogar tödlich sein.
Ebenso giftig sind übrigens die Blätter und v. a. die grünen, beerenartigen Früchte unserer heimische Kartoffel (*Solanum tuberosum* L.) und unreife Tomaten – beide Pflanzen sind auch Nachtschattengewächse.

● Praktischer Tipp

Bringen Sie Ihren Kindern möglichst frühzeitig bei, giftige von ungiftigen Beeren zu unterscheiden und nichts Unbekanntes zu essen. Die Beeren des Bittersüß – und von manch anderer Pflanze – dürfen auf keinen Fall in den Mund wandern!

Notizen

Blutwurz; aufrechtes Fingerkraut, Tormentill –
Potentilla erecta L.

Pflanzensteckbrief

Familie: Rosengewächse, *Rosaceae*
Ursprungsland: Europa, Türkei, Kaukausus, Westsibirien
Höhe: 20–40 cm
Blütezeit, -farbe: Mai bis August; gelb

Standort und Biologie

- sonnig bis halbschattig
- Böschungen, Waldlichtungen
- magerer, durchlässiger, leicht saurer Boden
- mehrjährig
- winterhart, Zone 5
- Bienen- und Insektenpflanze

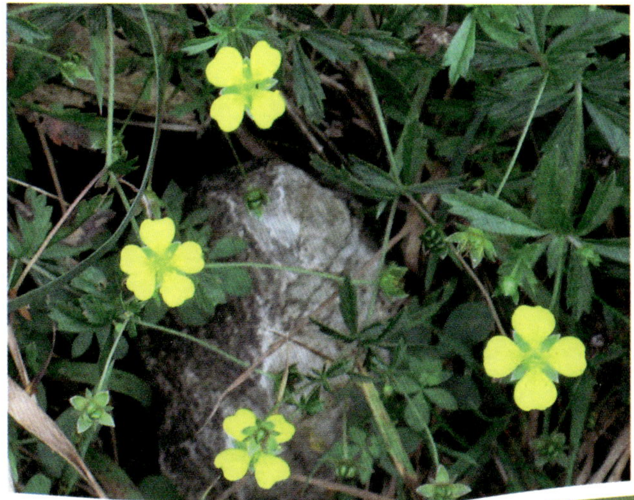

Anwendung

Verwendet wird das von den Wurzeln befreite, getrocknete Rhizom.

Arzneilich nachgewiesene Wirkung

Der Wurzelstock wird als Pulver oder Extrakt verwendet und ist das stärkste pflanzliche Mittel bei Durchfall, insbesondere weil die Blutwurz keimhemmend und stark zusammenziehend wirkt. Die Wurzel, mit Obstler angesetzt, hilft außerdem bestens bei Magenverstimmung und bei leichten Schleimhautentzündungen im Mund- und Rachenraum – hier wirken die zu 15–20 % enthaltenen Catechingerbstoffe.

Wirkung des ätherischen Öls

keine Verwendung

In der Homöopathie

keine Verwendung

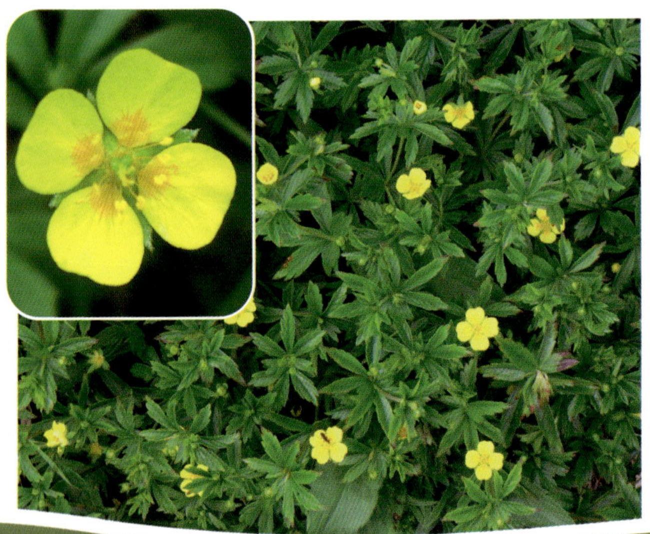

Traditionelle Anwendung

Früher wurde das frisch zerriebene Pulver über frische Wunden gestreut um deren Blutung zu stillen und die Wundheilung zu fördern – das ist plausibel aufgrund des hohen Gerbstoffgehalts.

Als Lebensmittel

Sehr bekannt ist der „Penninger“ Blutwurzschnaps mit seiner verdauungsfördernden Wirkung.

Interessantes und Nützliches

Kindern oder gar Säuglingen sollten Sie Blutwurz nur unter ärztlicher Aufsicht geben, da der hohe Gerbstoffgehalt Magenreizungen und Erbrechen auslösen kann. Die Pflanze erhielt ihren Namen aufgrund ihrer Wurzeln, die beim Anschneiden ein intensives Rot zeigen. Früher wurde damit sogar Wolle rot gefärbt.
Obwohl es sich um ein Rosengewächs handelt, hat die Pflanze nur vier Blütenblätter, im Unterschied zum Gänsefingerkraut (*Potentilla anserina*, s. S. 96 f.) mit fünf Blütenblättern.

● Tipp aus dem Kräutergarten

Gitta Schmidt zitiert in ihrem Kräutermärchenbuch „Sonnenwirbel für den König“ ein empfehlenswertes Rezept von Alfred Sigirst: 30 g frisch pulverisierte Wurzelstücke mit 1 l Rotwein 8–10 Tage ziehen lassen und danach abseihen. 3-mal täglich nach dem Essen ein Likörgläschen trinken.

Notizen

Brennessel, große – *Urtica dioica ssp. dioica* L.
Brennessel, kleine – *Urtica urens* L.

Pflanzensteckbrief

Familie: Brennesselgewächse, *Urticaceae*
Ursprungsland: Europa, nördl. Asien, nördl. Nordamerika
Höhe:
kleine Brennessel *(U. urens)* 50–70 cm, kleinblättrig
große Brennessel *(U. dioica)* bis zu 1,5 m, lange spitze Blätter
Blütezeit, -farbe: Juli bis Oktober, unscheinbar grün

Standort und Biologie

- sonnig, halbschattig
- Bach, Wiese, Waldrand
- nährstoffreicher, durchlässiger Boden, stickstoffanzeigende Pflanze
- einjährig *(U. urens)* bzw. mehrjährig *(U. dioica)*
- winterhart, Zone 2

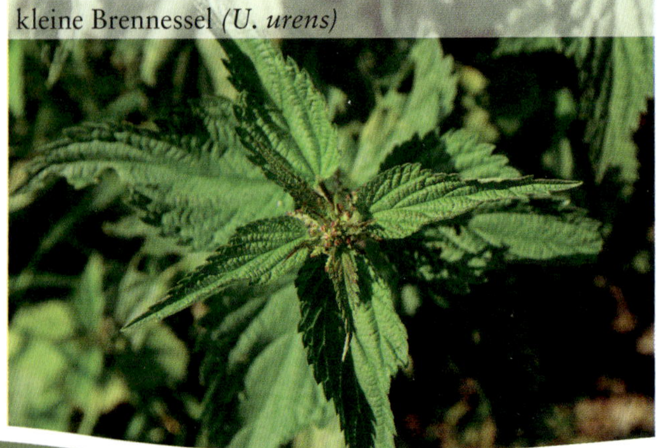
kleine Brennessel *(U. urens)*

Anwendung

Traditionell werden nur das Kraut oder besser nur die Blätter verwendet. Für medizinische Zwecke, aufgrund jüngerer ärztlicher Studien, auch die unterirdischen Rhizome oder Wurzeln.

Arzneilich nachgewiesene Wirkung

Brennnesseltee oder am besten Frischpflanzenpresssaft dient zur Durchspülungstherapie bei entzündlichen Erkrankungen der ableitenden Harnwege sowie zur begleitenden Rheumatherapie. Alkoholisch-wässrige Brennesselwurzelextrakte werden als Trockenextrakte angewendet zur symptomatischen Linderung von Prostatabeschwerden.

Wirkung des ätherischen Öls

keine Verwendung

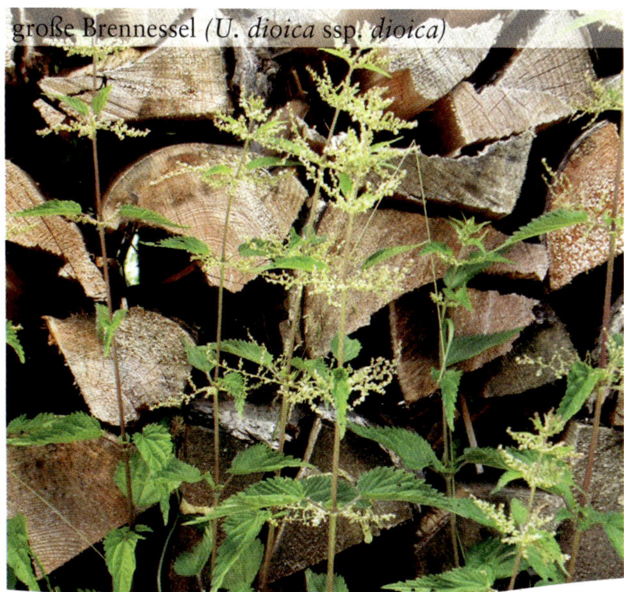

große Brennessel *(U. dioica* ssp. *dioica)*

In der Homöopathie

Bei Hautausschlägen „wie in die Brennesseln gefallen“, Juckreiz, rheumatischen Beschwerden, Milchmangel. Hier werden tiefe Potenzen verabreicht.

Traditionelle Anwendung

Brennnesselkrautzubereitungen dienen dem körperlichen „Frühjahrsputz“, als sog. „Blutreinigungskur“, wobei es sich hier nicht um eine Blutdialyse handelt, sondern um eine stoffwechselanregende Wirkung mit vermehrter Harnausscheidung.

Als Lebensmittel

Junge Brennnesseltriebe, als Salat oder wie Spinat zubereitet, regen den Stoffwechsel an und sind leicht wassertreibend. Die unreifen Samen der Brennessel sind natürliche „Powersnack“.

Interessantes und Nützliches

Wird Brennesselkraut als Arzneitee getrunken, so empfiehlt es sich, davon 3- bis 4-mal täglich eine Tasse am Tag zu trinken.
Im Mittelalter wurden aus den Fasern der Brennessel Stoffe gewoben. Die Baumwolle und später die Kunstfasern verdrängten sie. Heute werden Textilien aus Naturfasern wieder modern, vielleicht erlebt die Brennessel dadurch eine Renaissence.

● Tipp aus dem Kräutergärten

Wuchert im Garten!
Gitta Schmidt schreibt in ihrem Kräutermärchenbuch „Sonnenwirbel für den König“: Brennesselblätter kann man vorsichtig auswalken und in Bierteig panieren – eine schmackhafte Vorspeise.

Brombeere – *Rubus fruticosus* L.
Himbeere – *Rubus idaeus* L.

Pflanzensteckbrief

Familie: Rosengewächse, *Rosaceae*
Ursprungsland:
Brombeere: Europa, Mittelmeerraum
Himbeere: Ostasien, Alaska, Europa
Höhe: 120 cm
Blütezeit, -farbe:
Brombeere: Mai bis Juli; weiß
Himbeere: Mai bis August; weiß

Standort und Biologie

- sonnig
- Bach, Wiese, Waldrand
- nährstoffreicher, durchlässiger Boden
- mehrjährig
- winterhart, Zone 5
- Bienen- und Insektenpflanze

Brombeere *(R. fruticosus)*

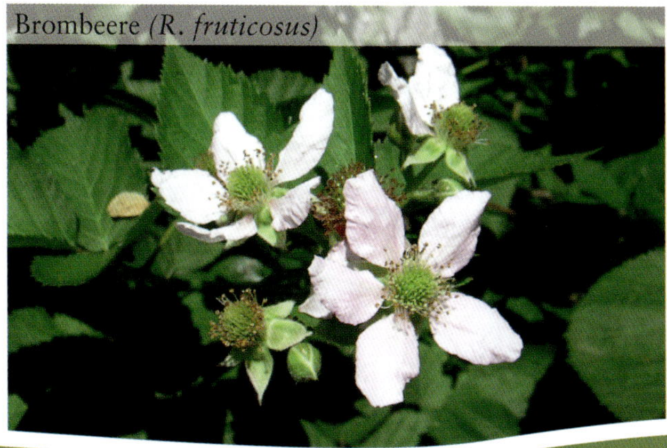

Anwendung

Die jungen, getrockneten Brombeerblätter bzw. Himbeerblätter werden in Hausteemischungen verwendet.

Arzneilich nachgewiesene Wirkung
zurzeit keine

Wirkung des ätherischen Öls
keine Verwendung

In der Homöopathie
keine Verwendung

Traditionelle Anwendung
Die Blätter sind fester Bestandteil der Volksmedizin. Ihre leicht adstringierende Wirkung wird genutzt in Gurgellösungen und als Tee bei Sommer-Durchfall. In der Geburtshilfe wird der Himbeerblättertee traditionell geburtsvorbereitend zur Wehenerleichterung getrunken.

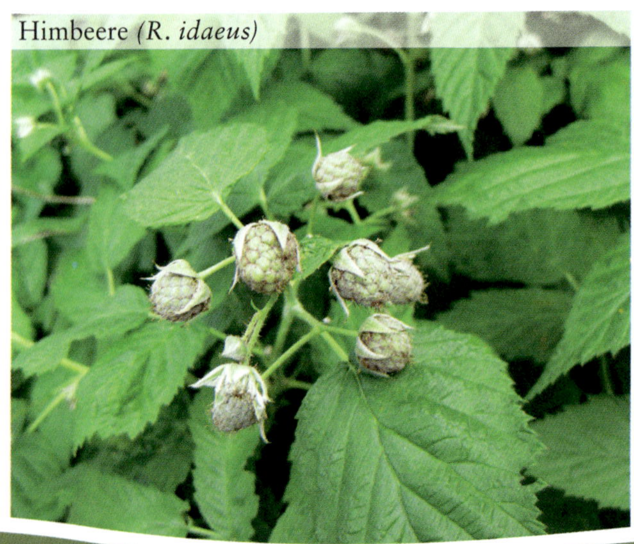
Himbeere *(R. idaeus)*

Als Lebensmittel

Brombeer- und Himbeerfrüchte zur Saft- und Marmelade-Herstellung. Geschmackliche Unterschiede sind möglich, da von beiden Pflanzen sehr viele Sorten existieren. Die Blätter, am besten fermentiert, können als koffeinfreier Ersatz für schwarzen Tee oder Kaffee verwendet werden, denn der Tee daraus schmeckt ähnlich wie schwarzer Tee.

Interessantes und Nützliches

Die Früchte von Brombeeren und Himbeeren sind ein Gaumenschmaus. Eine Mischung aus Brombeer- und Himbeerblättern gilt in vielen Gegenden als vernünftiger Haustee für die Kinder.

● Praktischer Tipp

Einen „fermentierten" Brombeer- oder Himbeerblättertee erhalten Sie durch das Tragen der Blätter am Körper, dadurch erfahren diese eine gleichmäßige Temperatur von ca. 36 °C. Hierzu werden die angetrockneten Blätter eng in eine Plastikfolie gewickelt, 24–48 Stunden der Körperwärme ausgesetzt wie in einem Klimaschrank und dann fertig getrocknet (nach U. Bühring).

Notizen

Cistrose, Lack-Zistrose –

Cistus ladanifer L.,
Cistus incanus ssp. *creticus* (L.) Heywood

Pflanzensteckbrief

Familie: Cistrosengewächse, *Cistaceae*
Ursprungsland: westliches Mittelmeergebiet
Höhe: 50 cm
Blütezeit, -farbe: Mai bis Juni; weiß, gelb, rosa, weiß mit roten Basalflecken

Standort und Biologie

- sonnig
- steinig
- magerer, durchlässiger, etwas lehmiger Boden
- mehrjährig
- bedingt winterhart mit Vliesschutz, Zone 7–8, oder als Kübelpflanze im Kalthaus überwintern
- Bienen- und Insektenpflanze

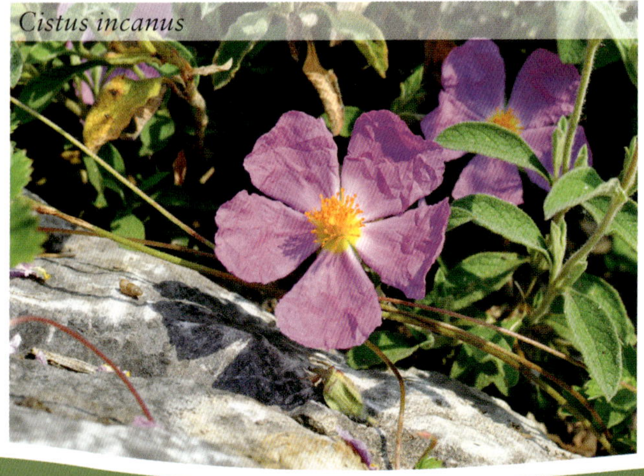
Cistus incanus

Anwendung

Blühende Zweige und Blätter von *Cistus ladanifer* werden destilliert und ergeben ein warm-würziges, gewöhnungsbedürftiges ätherisches Öl. Für die arzneilichen Verwendungen und in der Volksheilkunde (in Griechenland) wird *Cistus incanus* ssp. *creticus* verwendet.

Arzneilich nachgewiesene Wirkung

Es existiert kein zugelassenes Fertigarzneimittel, jedoch gibt es experimentelle und klinische Studien mit einem *Cistus-incanus*-Trockenextrakt (Cistus-Extrakt 052 nach Dr. Pandalis), die einen antiviralen Effekt gegenüber den Grippe-Viren H7N7, H5N1 und H1N1 zeigen.

Wirkung des ätherischen Öls

Das ätherische Öl wirkt antibakteriell, antiviral, blutstillend, immunmodulierend, hautpflegend und hautregenerierend, schleimlösend. Es ist in Aromamischungen zu finden, die zur Pflege von juckender Haut benutzt werden.

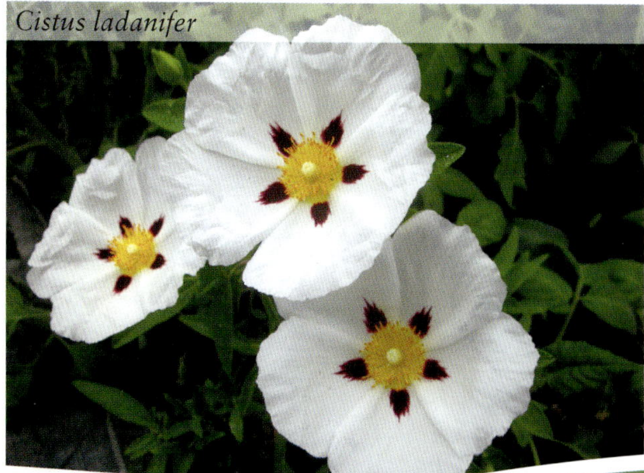

Cistus ladanifer

In der Homöopathie
keine Verwendung

Traditionelle Anwendung
In Griechenland zur Therapie banaler Infekte, als Gurgelmittel bei Entzündungen im Mund- und Rachenraum.

Als Lebensmittel
Das Präparat Cystus 052® ist als Infektblocker und zur Diät unter ärztlicher Aufsicht im Verkehr.

Interessantes und Nützliches
Eine Registrierung des genannten Trockenextrakts als Arzneimittel wurde eingereicht, aufgrund der bekannten Wirkungen (antiviral, antibakteriell, schwermetallausleitend); bislang nur als Nahrungsergänzungsmittel auf dem Markt.

● Tipp aus dem Kräutergarten
Bienen besuchen die eintägigen Blüten der klebrigen Cistrose fleißig.
Die Cistrose gedeiht selbst im Allgäu, an einem geschützten, sehr sonnigen, steinigen Platz. Um über den Winter zu kommen, muss sie gut eingepackt werden, jedoch darf weder Kompost noch Mist an die Pflanze gebracht werden. Die Art *Cistus laurifolius* L. gilt als die winterhärteste Cistrose.

Notizen

Citronella, Zitronellgras – *Cymbopogon nardus* (L.) Rendle

Pflanzensteckbrief

Familie: Süßgräser, *Poaceae (Gramineae)*
Ursprungsland: Südindien, Sri Lanka
Höhe: 100 cm
Blütezeit -farbe: Juli bis August; unscheinbar grün

Standort und Biologie

- sonnig
- Kübelpflanze, nährstoffreicher, durchlässiger, lehmiger, sandiger Boden
- mehrjährig
- Überwinterung im Warmhaus bei 15–18 °C, Zone 9

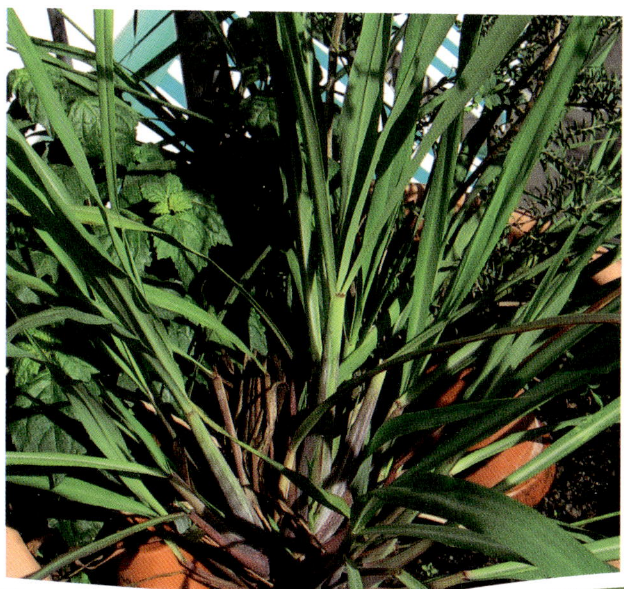

Anwendung

Aus den getrockneten Blättern wird mit Wasserdampfdestillation ein nach Zitrone und Melisse duftendes Öl gewonnen oder ein weiniger bzw. alkoholisch-wässriger Auszug hergestellt.

Arzneilich nachgewiesene Wirkung

Keine dokumentierte Wirkung bekannt.

Wirkung des ätherischen Öls

Insektenabwehrendes, schwach antibakterielles, krampflösendes und ausgleichendes Öl. Es wird überwiegend zur Wohnraumbeduftung eingesetzt. Die ätherischen Öle der Cymbopogon-Arten werden hauptsächlich in der Parfümerie und Duftindustrie sowie zur Aromatisierung von Tonika verwendet.

In der Homöopathie

keine Verwendung

Traditionelle Anwendung

Die Blätter und das ätherische Öl werden in Afrika als schwaches Beruhigungs- und Magenmittel sowie allgemein bei Verdauungsstörungen und Erschöpfung eingesetzt. In Europa ist keine traditionelle Anwendung bekannt.

Als Lebensmittel

Wird zur Aromatisierung vieler Nahrungsergänzungsmittel genutzt.

Interessantes und Nützliches

Citronellöl wird in Nicht-Fachgeschäften oft als billiges Melissenöl angeboten oder auch zum Verschneiden des echten, teuren Melissenöls benutzt.

● **Praktischer Tipp**

Wenn Sie selbst Kerzen machen, können Sie Citronellöl als Duft zugeben, das hält im Sommer die Insekten fern.

Notizen

Damiana – *Turnera diffusa* var. *aphrodisiaca* (Ward) Urb.

Pflanzensteckbrief

Familie: Safranmalvengewächse, *Turneraceae*
Ursprungsland: tropisches Amerika, Brasilien
Höhe: 20 cm
Blütezeit, -farbe: Mai bis August; gelb

Standort und Biologie

- sonnig
- Kulturpflanze, Kübelpflanze
- mäßig nährstoffreicher, durchlässiger Boden
- mehrjährig
- Überwinterung im Warmhaus (sehr hell) bei 16–18 °C, Zone 10, im Winter vorsichtig gießen.

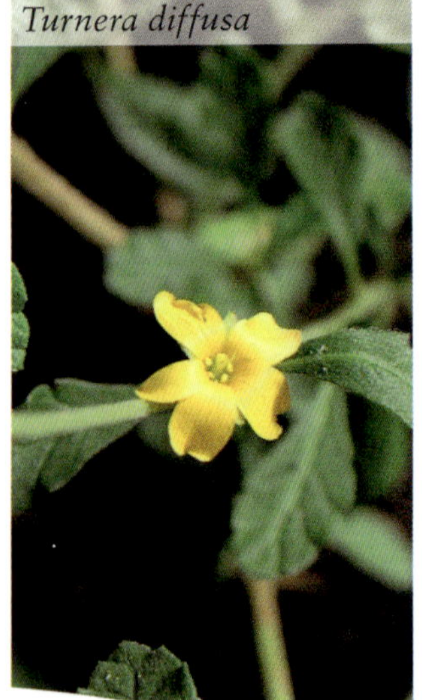
Turnera diffusa

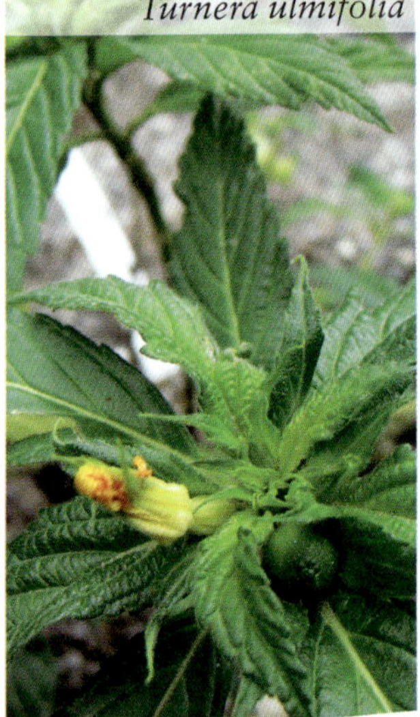
Turnera ulmifolia

Anwendung

Verwendet werden die Blätter, sowohl für die Teedroge, als auch zur Destillation, um ein herb erdig duftendes ätherisches Öl zu gewinnen.

Arzneilich nachgewiesene Wirkung

Keine Anwendung im Sinne der rationalen Pflanzenheilkunde.

Wirkung des ätherischen Öls

Die Traditionelle Chinesische Medizin beschreibt eine stimmungsaufhellende Wirkung des Öls. Diese ist anhand der vorhandenen Inhaltsstoffe nicht plausibel.

In der Homöopathie

Es liegen Arzneibeschreibungen vor von tiefen Potenzen bei Libido- und Potenzproblemen sowie zur Inkontinenzbehandlungen älterer Menschen; es wird allerdings keine Selbstmedikation empfohlen.

Traditionelle Anwendung

Stimulierend, aphrodisisch, bei sexuellen Störungen und Unlust, außerdem bei Überarbeitung und Depressionen.

Als Lebensmittel

In Mexiko wird Damianatee als Haustee getrunken, so wie bei uns der Schwarztee.

Interessantes und Nützliches

Damiana in Kräuterteemischungen nur ganz sparsam zugeben, da diese ansonsten einen intensiven bitteren Geschmack bekommen.

● Tipp aus dem Kräutergarten

Im Handel ist meist nur die Art *Turnera ulmifolia* L. erhältlich.

Dill – *Anethum graveolens* var. *hortorum* Alef.

Pflanzensteckbrief

Familie: Doldengewächse, *Apiaceae (Umbelliferae)*
Ursprungsland: Südwestasien, Europa
Höhe: 50–100 cm
Blütezeit, -farbe: Juli bis September; gelb

Standort und Biologie

- sonnig
- Wiese
- mäßig nährstoffreicher, durchlässiger, normaler Gartenboden
- Fruchtwechsel beachten
- einjährig, Zone 8
- Bienen- und Insektenpflanze

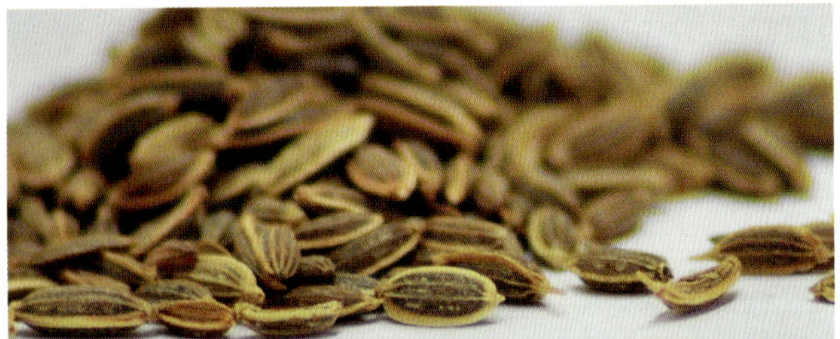

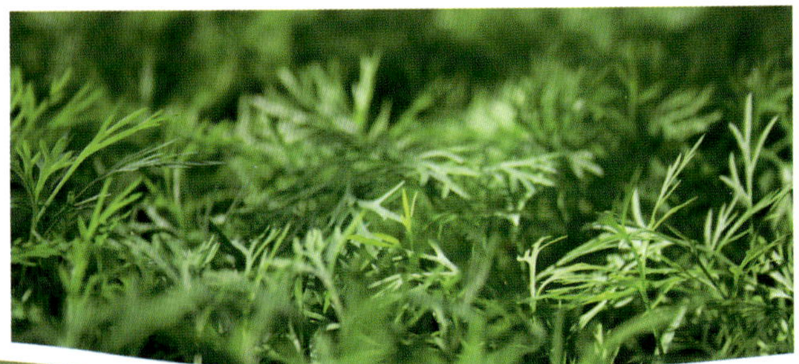

Anwendung

Die oberirdischen Pflanzenteile und getrocknete Früchte werden sowohl für die Teezubereitung als auch zur Gewinnung des süß-würzigen, warmen ätherischen Öls verwendet.

Arzneilich nachgewiesene Wirkung

Krampflösend, bakteriostatisch und blähungswidrig, daher bei Verdauungsbeschwerden angewendet.

Wirkung des ätherischen Öls

In den Original-Stadelmann®-Aromamischungen wird aus guten Gründen Dillöl nicht verwendet. Es existieren keine exakten Anwendungsempfehlungen, da je nach Zusammensetzung der Hauptkomponenten auch unerwünschte Nebenwirkungen auftreten könnten.

In der Homöopathie

keine Verwendung

Traditionelle Anwendung

Sowohl die Früchte als auch das Kraut werden schon immer zur Lösung von Krämpfen eingesetzt und zur Steigerung des Milchflusses verwendet.

Als Lebensmittel

Das Dillkraut ist ein beliebtes Gewürz, sowohl frisch wie auch getrocknet im Salat, insbesondere im Gurkensalat und zu Fisch.

Interessantes und Nützliches

Achtung! Das ätherische Öl darf wegen des hohen Keton-Gehalts auf keinen Fall in der Schwangerschaft und bei Babys angewendet werden! Dasselbe gilt für Dillfrüchte!

● Tipp aus dem Kräutergarten
Dill sollte im Garten an einer sonnigen Stelle nicht fehlen.

Eibisch, echter – *Althaea officinalis* L.

Pflanzensteckbrief

Familie: Malvengewächse, *Malvaceae*
Ursprungsland: Asien, Nordafrika, Europa
Höhe: 80 cm
Blütezeit, -farbe: Juli; weiß bis leicht rosa

Standort und Biologie

- sonnig
- Gartenpflanze
- mäßig nährstoffreicher, durchlässiger Boden
- mehrjährig
- winterhart, Zone 3
- Bienen- und Insektenpflanze

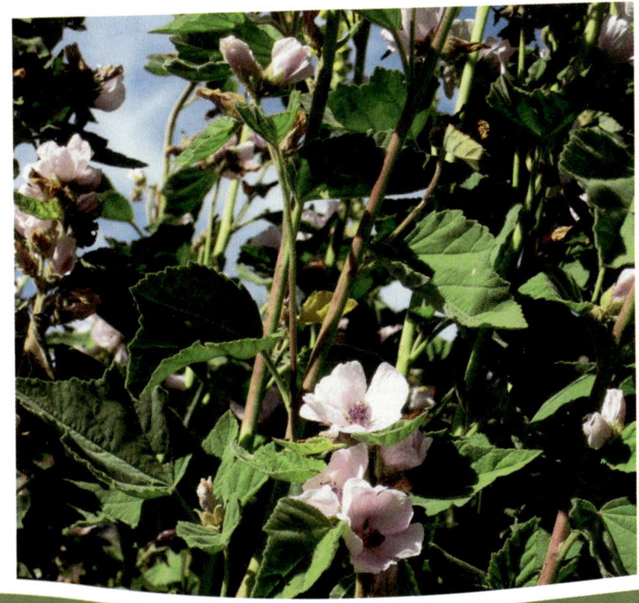

Anwendung

Im Spätherbst gegrabene Wurzeln von Eibisch werden in der Pharmazie zur Herstellung von Tees, Tinkturen und Eibischsirup verwendet. Im Hausgebrauch werden vornehmlich die Blätter und Blüten benutzt.

Arzneilich nachgewiesene Wirkung
Hilft bei trockenem Reizhusten und Heiserkeit sowie bei Magen- und Darmkatarrh, wobei sogar die Wirkmechanismen weitgehend aufgeklärt werden konnten.

Wirkung des ätherischen Öls
keine Verwendung

In der Homöopathie
keine Verwendung

Traditionelle Anwendung
Neben der Verwendung gegen Reizhusten auch bei leichten Magenschleimhautentzündungen. Äußerlich werden wässrige Eibischblätterauszüge im Form von Umschlägen bei Verbrennungen und wunden Stellen benutzt.

Als Lebensmittel
Eibischsirup wird zum Süßen von Kinderspeisen verwendet.

Interessantes und Nützliches
Achtung! Eibischtee muss mehrere Stunden kalt angesetzt werden; danach abseihen und kurz auf 70 °C erwärmen.
Die bekannten Marshmallows wurden früher aus Eibischwurzelextrakten hergestellt.

● **Tipp aus dem Kräutergarten**
Eine langblühende und schöne Gartenstaude.

Eisenhut, blauer –

Aconitum napellus L. ssp. *napellus*

Pflanzensteckbrief

Familie: Hahnenfußgewächse, *Ranunculaceae*
Ursprungsland: Europa
Höhe: 60 cm
Blütezeit, -farbe: Juni bis August; blau

Standort und Biologie

- halbschattig
- Gebirge
- nährstoffreicher, durchlässiger, frischer, lehmiger Boden
- mehrjährig
- winterhart, Zone 6

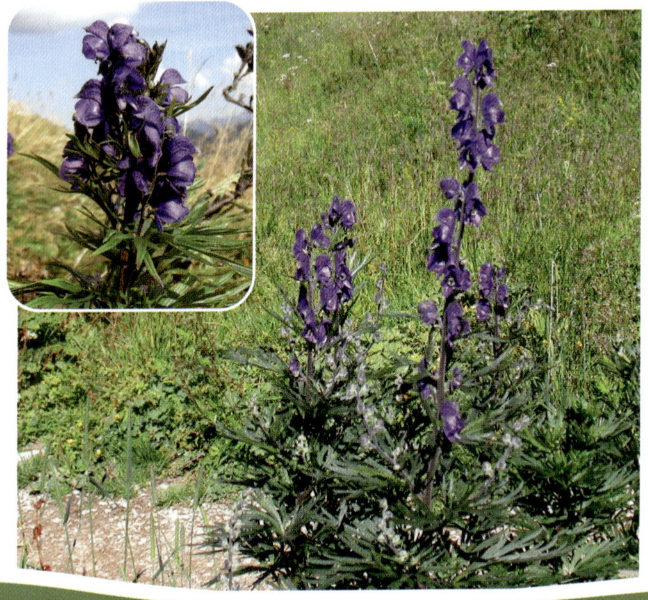

Anwendung

Für arzneiliche Zwecke wird eine Tinktur aus der Wurzelknolle hergestellt, während die Homöopathie die frische ganze Pflanze zur Blütezeit, inklusive Wurzel, zur Urtinktur verarbeitet und dann potenziert.

Arzneilich nachgewiesene Wirkung
Äußerliches Schmerzmittel (Analgetikum) bei Trigeminusneuralgie; wegen der Giftigkeit heute nicht mehr im Verkehr.

Wirkung des ätherischen Öls
keine Verwendung

In der Homöopathie
Die Arznei in hoher Potenz bei plötzlichem Fieber und akuten entzündlichen Krankheiten mit Panikattacken; bei akuten Geschehen in der Geburtshilfe. Sollte in keiner homöopathischen Hausapotheke fehlen.

Traditionelle Anwendung
keine Verwendung

Als Lebensmittel
keine Verwendung

Interessantes und Nützliches
Giftig! Der Eisenhut ist sehr giftig! Die Pflanze wurde früher als Pfeilgift eingesetzt. Beim Pflücken kann es selbst bei intakter Haut zur einer tödlichen Vergiftung kommen, es ist also unerlässlich, mit Handschuhen zu arbeiten, vor allem bei den Rhizomen!

● **Tipp aus dem Kräutergarten**
Wenngleich die Pflanze wunderschöne Blüten hat, sollte sie bei einer Familie mit Kindern im Garten nicht gepflanzt werden. Es gibt allerdings mittlerweile auch alkaloidarme Gartensorten – fragen Sie Ihren Gärtner.

Eisenkraut, echtes –
Verbena officinalis L.

Pflanzensteckbrief

Familie: Eisenkrautgewächse, *Verbenaceae*
Ursprungsland: Iran, Zentralasien, Nordafrika, Mittelmeergebiet, Europa
Höhe: 60 cm
Blütezeit, -farbe: Juli bis August; zart blauviolett bis weiß

Standort und Biologie

- sonnig
- Wiese, Schutthalden
- magerer, durchlässiger Boden
- mehrjährig
- winterhart, Zone 4

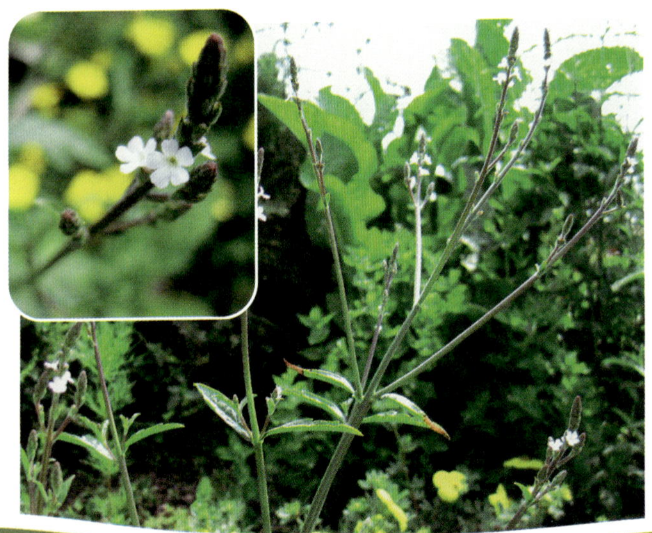

Anwendung

Verwendet wird das zur Blütezeit, gesammelte Kraut.

Arzneilich nachgewiesene Wirkung

Eisenkraut wirkt immunstimulierend und entzündungshemmend und ist daher ein wichtiger Kombinationspartner in einigen Immunstimulantien (Fertigarzneimittel, z.B. in Sinupret®).

Wirkung des ätherischen Öls

keine Verwendung

In der Homöopathie

keine Verwendung

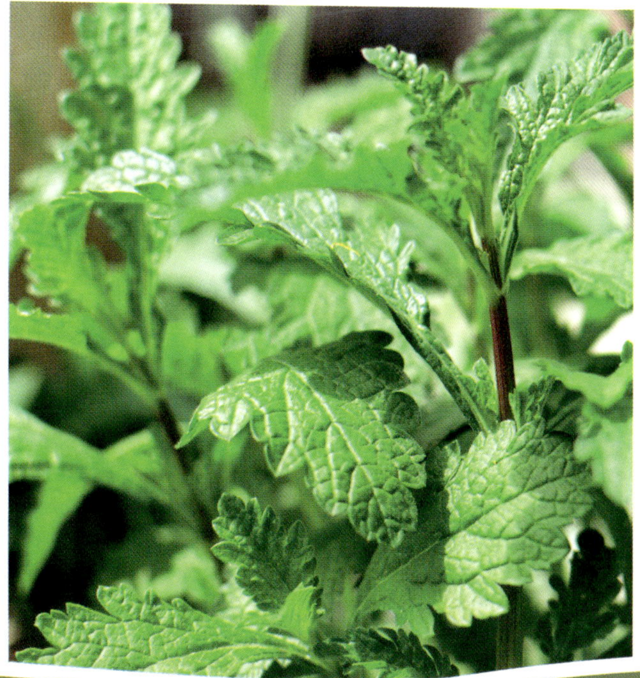

Traditionelle Anwendung

Als (bitter schmeckender) Tee dient Eisenkraut unter Aufsicht einer Hebamme bei der Geburt zur Wehenanregung und in der Stillzeit zur Milchbildung. In der Schwangerschaft darf der Tee auf keinen Fall getrunken werden! Traditionell wird eine antimikrobielle, antivirale und entzündungshemmende Wirkung bei Husten und Harnwegsinfektionen angenommen, welche nur zum Teil durch jüngere Studien bestätigt werden konnte.

Als Lebensmittel

keine Verwendung

Interessantes und Nützliches

Schwangere mit vorzeitigen Wehen sollten das Fertigpräparat Sinupret®, das u.a. Eisenkraut enthält, nur nach Rücksprache einnehmen. Die Tierheilkunde schätzt die schwach östrogensteigernde Wirkung bei weiblichen und die deutliche testosteronsteigernde Wirkung bei männlichen Tieren. Eindeutige Beweise dafür stehen noch aus.

● **Tipp der Floristin**

Die langen viereckigen Stengel eignen sich gut zum Binden von Blumensträußen.

Notizen

Eisenkraut, wohlriechendes; Zitronenstrauch, Zitronenverbene – *Aloysia citriodora* Palau

andere Namen: *Lippia citriodora* (Lam.) Kunth, *Aloysia triphylla* (L'Hér.) Britton

Pflanzensteckbrief

Familie: Eisenkrautgewächse, *Verbenaceae*
Ursprungsland: Uruguay, Argentinien, Chile
Höhe: 100 – 200 cm
Blütezeit, -farbe: Juli bis September; weiß bis zart rosa

Standort und Biologie

- sonnig
- Kulturpflanze, Kübelpflanze
- starker Nährstoffbedarf, durchlässiger Boden
- mehrjährig
- Überwinterung im Kalthaus bei 5 – 12 °C, Zone 8

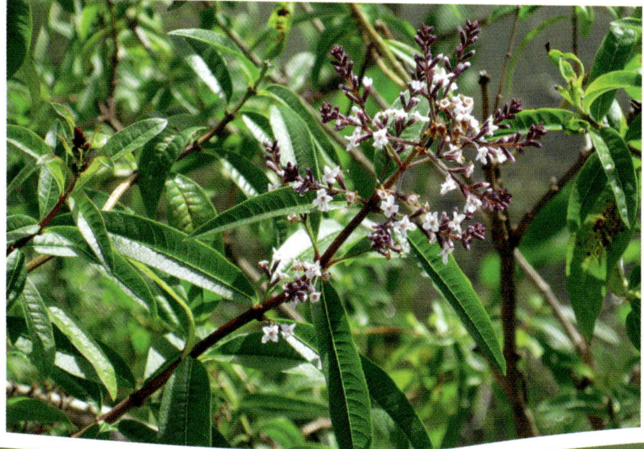

Anwendung

Die jungen Triebe vor der Blütezeit werden getrocknet als Tee verwendet oder destilliert. Es entsteht dabei ein teures ätherisches Öl, das einen feinen, zitronenartigen und doch leicht krautigen bis fruchtig süßlichen Duft aufweist.

Arzneilich nachgewiesene Wirkung

In den Herkunftsländern Chile und Peru sowie in den Anbauländern Mexiko, Marokko und Frankreich ähnliche Verwendung wie Melisse gegen Magen- und Verdauungsbeschwerden.

Wirkung des ätherischen Öls

Das kostbare Eisenkrautöl ist ein wunderbarer Duftgeber für die Parfümerie. In der Aromatherapie wird die beruhigende, konzentrationsfördernde und entzündungshemmende Wirkung des Öls geschätzt, das aber bei falscher Dosierung hautreizend sein kann. In niedrigen Dosen ist es beruhigend, in hohen anregend und konzentrationsfördernd. In Aromamischungen hat es sich in Kombination mit anderen ätherischen Ölen in Massageölen bewährt bei wehenfördernden Maßnahmen, als auch zur Schmerzreduzierung. Viele schätzen es im Körperpflegeöl bei Stress und Angst.

In der Homöopathie

keine Verwendung

Traditionelle Anwendung

Krampflösend, fiebersenkend und beruhigend, hilft außerdem bei Verdauungsbeschwerden, Blähungen und Durchfall.

Als Lebensmittel
Als geruchs- und geschmacksverbessernde Komponente in Haustees.

Interessantes und Nützliches
Die Pflanze ist auch unter den Namen „duftendes Eisenkraut“, „Verveine“, „Vervain“, „Verbene“ oder auch „Cedron“ bekannt. Außerdem wird sie auch „die gute Luise“ genannt. Ständig wird sie mit ihrem Namensvetter Eisenkraut, der *Verbena officinalis* (s. S. 76 f.) verwechselt, das als „Unkraut“ an viele steinigen Wegen auf magerem Boden zu finden ist.
Das teure Eisenkrautöl wird häufig mit billigerem Lemongrasöl verschnitten.

● Tipp aus dem Kräutergarten
Frische oder getrocknete Zitronenverbene verleiht Teemischungen einen frischen zitronigen Geschmack und macht sie magenfreundlich. Die Pflanze kann in milden Lagen in Deutschland gut eingepackt im Freien überwintern, im Allgäu muss sie in den Wintergarten. Im Winter verliert die Kübelpflanze alle Blätter. Das Frühjahr ist der ideale Zeitpunkt für einen Rückschnitt der Spitzen und älteren Zweige, was die Pflanze an einem warmen, sonnigen Platz mit verstärktem grünem Blattwachstum dankt. Der herrliche Duft, verströmt sich sofort, wenn die Finger durch die Blätter streichen oder einige Blätter mit kochendem Wasser zum Tee aufgegossen werden. Die Pflanze benötigt reichlich Wasser.

Engelwurz, Angelikawurzel – *Angelica archangelica* L.

Pflanzensteckbrief

Familie: Doldengewächse, *Apiaceae (Umbelliferae)*
Ursprungsland: Eurasien
Höhe: 120–200 cm
Blütezeit, -farbe: Juni bis August; weiß

Standort und Biologie

- halbschattig
- Bach, Waldrand
- nährstoffreicher, feuchter, lehmiger Boden
- mehrjährig
- winterhart, Zone 4

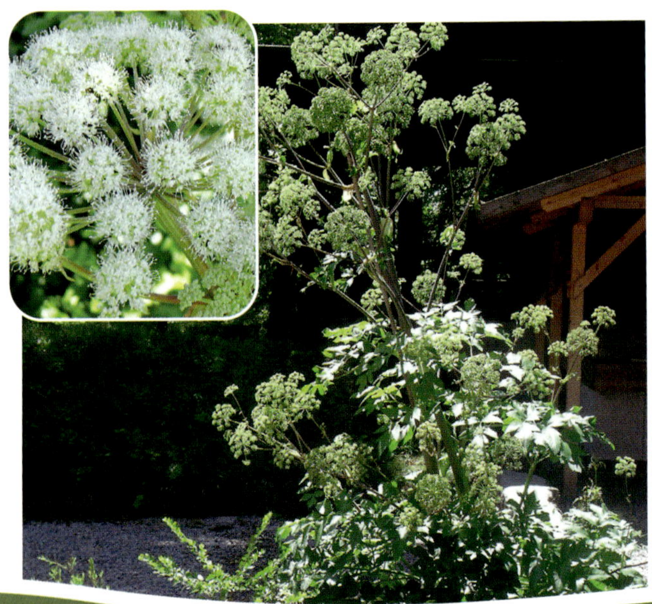

Anwendung

Der Wurzelstock der mindestens zweijährigen Pflanze wird sowohl für die Gewinnung des kräftig aromatischen ätherischen Öls als auch in der Kräuterheilkunde verarbeitet. Auch die Samen können destilliert oder als Tee zubereitet werden.

Arzneilich nachgewiesene Wirkung

Verdauungsfördernd bei mangelhafter Magensaftsekretion.

Wirkung des ätherischen Öls

Die entzündungshemmende, abwehrsteigernde, verdauungsfördernde, angstlösende und beruhigende Wirkung machen es zu einem wichtigen Öl in Aromamischungen.

In der Homöopathie

keine Verwendung

Traditionelle Anwendung

Entkrampfend, magensaftanregend; eine wichtige Heilpflanze in der Traditionellen Chinesischen Medizin (TCM), hier heißt sie Dang Gui.

Als Lebensmittel

Verwendet werden die kandierten Stengel sowie ein Zuckersirup aus den Blättern. Alkoholische Auszüge aus dem Wurzelstock sind in den meisten „Kräuter-Likören" enthalten. Die Wurzeln werden auch als Likör angesetzt.

Interessantes und Nützliches

Achtung! Stark phototoxisch! Schon das Berühren der Blätter an sonnigen Tagen kann die Haut reizen, deshalb Vorsicht bei Spaziergängen und beim Sammeln! Als ätherisches Einzelöl äußerst sparsam einsetzen.

Achtung! Große Verwechslungsgefahr mit dem giftigen Bärenklau!

● Tipp aus dem Kräutergarten

Junge Sprößlinge vor Schnecken schützen.

Eukalyptus – *Eucalyptus globulus* Labill.

Pflanzensteckbrief

Familie: Myrtengewächse, *Myrtaceae*
Ursprungsland: Australien, Tasmanien
Höhe: 1,5 – 10 m
Blütezeit, -farbe: April bis Mai; weiß

Standort und Biologie

- sonnig
- Kübelpflanze, nährstoffreicher, durchlässiger Boden
- mehrjährig
- Überwinterung im Kalthaus bei 5 – 12 °C, Zone 9

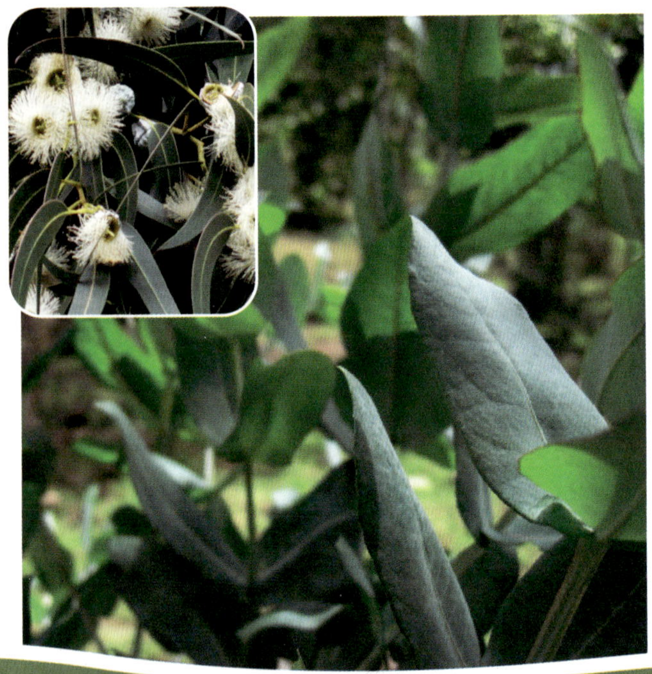

Anwendung

Nur die älteren, lanzettlichen Blätter werden überwiegend zur Ätherisch-Öl-Gewinnung geerntet. Das Öl riecht intensiv frisch krautig, leicht stechend und doch süßlich.

Arzneilich nachgewiesene Wirkung
Sekretolytisch, expektorierend und schwach spasmolytisch. Bei Erkältungen der oberen Atemwege. Das Öl wird in Fertigarzneimitteln bei den erwähnten Indikationen und zusätzlich äußerlich bei rheumatischen Beschwerden verwendet.

Wirkung des ätherischen Öls
Es sind auch Öle von anderen Eukalyptusarten im Handel. Hier muss auf die Qualitätsvarianten des jeweiligen Eukalyptusöls geachtet werden. *Eucalyptus globulus*, *Eucalyptus radiata* Sieber ex DC. und *Eucaylputus citriodora* Hook. sind sehr verbreitet. Die beiden letzteren sind in Fertigpräparaten auch für Kinder und bei chronischen Atemwegserkrankungen empfehlenswert. Das ätherische Öl wird (bis auf wenige Ausnahmen) nicht in purer Form angewendet. Neben den arzneilich genannten Wirkungen auch schmerzlindernd, antirheumatisch, aufmunternd, aber auch ausgleichend.

In der Homöopathie
keine Verwendung

Traditionelle Anwendung
auswurffördernd, leicht durchblutungsfördernd

Als Lebensmittel
keine Verwendung

Interessantes und Nützliches

Es ist besser, Eukalyptustee mehr zu schlürfen als zu trinken, dann wirkt er besser auf die Rachenschleimhaut. Einreibemittel und Badezusätze mit ätherischem Öl, von dem nicht bekannt ist, von welcher Eukalyptusart es stammt, sollten bei Kindern erst ab Schulalter eingesetzt werden. Sie haben oft einen zu hohen Anteil an Kampfer, der bei Säuglingen und Kleinkindern zu Atemnot führen kann. Asthmatiker müssen ebenfalls vorsichtig mit der Anwendung von stark nach Eukalyptus riechenden Substanzen sein. Nicht zu unterschätzen ist die kühlende Eigenschaft von Eukalyptusbädern.

Der Volksmund bezeichnet Eukalyptus auch als Blaugummi- oder Fieberbaum.

● Tipp aus dem Kräutergarten

Floristinnen verwenden die Zweige mit den jungen, zunächst noch eiförmigen bläulichen Blättern gerne zu dekorativen Zwecken.

Notizen

Fenchel – *Foeniculum vulgare ssp. vulgare* Mill.

Pflanzensteckbrief

Familie: Doldengewächse, *Apiaceae (Umbelliferae)*
Ursprungsland: Mittelmeergebiet, Kaukasus, Iran
Höhe: 100–140 cm
Blütezeit, -farbe: Juli bis August; gelb, wilder Fenchel hat eine weiße Blüte mit einer schwarzen Blüte, dem sog. Mohr, in der Mitte der Dolde.

Standort und Biologie

- sonnig
- Bach, Wegesrand
- mäßig nährstoffreicher, durchlässiger Boden
- zwei- bis mehrjährig
- Fruchtwechsel beachten
- winterhart, Zone 5
- Bienen- und Insektenpflanze

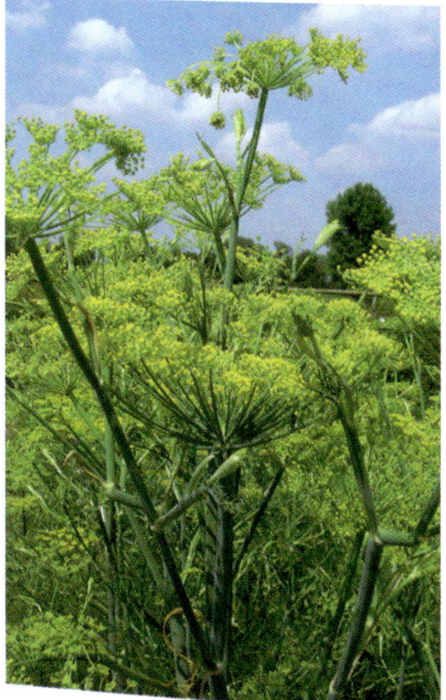

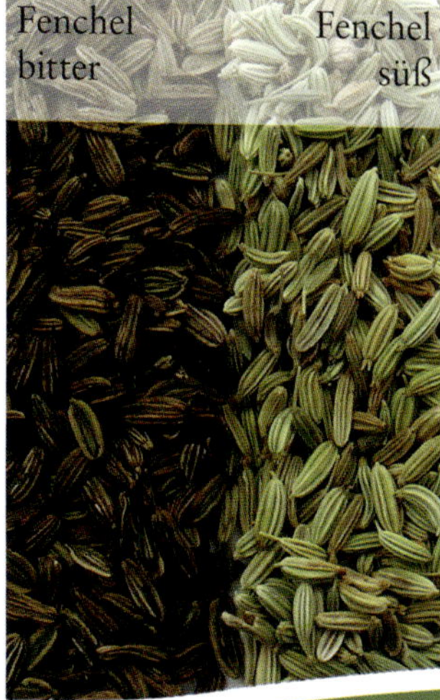

Anwendung

Die Früchte des bitteren und des süßen Fenchels, die sich im Fenchon-Gehalt (ist verantwortlich für den Geschmack) unterscheiden, werden sowohl für Teezubereitungen als auch zur Gewinnung des ätherischen Öls verarbeitet. Der bittere Fenchel (*Foeniculum vulgare* ssp. *vulg.* var. *vulgare*) wird bevorzugt für die Tees, während der süße Fenchel (*Foeniculum vulgare* ssp. *vulg.* var. *dulce*) für das ätherische Öl verwendet wird, das einen süßen, warmen Duft hat.

Arzneilich nachgewiesene Wirkung

Der bittere Fenchel wirkt bei Blähungen (insbesondere bei Kleinkindern), gegen Husten und bei Katarrhen der oberen Luftwege.

Wirkung des ätherischen Öls

Das ätherische Öl des süßen Fenchels wirkt krampflösend, verdauungsfördernd, entzündungshemmend, antimikrobiell, ihm wird eine hormonmodulierende Wirkung zugeschrieben, die vermutlich über das Riechsystem und indirekt durch die Aufnahme über Haut und Schleimhäute erfolgen kann, weshalb es als zyklusregulierend und milchflussfördernd gilt. Es hat einen festen Platz in Aromamischungen, muss allerdings gut geprüft sein, da Verwechslungen mit Bitterfenchel vorkommen, der zu hohe Mengen an Fenchon und Estragol enthalten kann. Beide Komponenten sind wegen unerwünschter Nebenwirkungen nur in geringen Mengen erwünscht.

In der Homöopathie

keine Verwendung

Traditionelle Anwendung

Schleimlösend, krampflösend. Wird gerne als „Fenchelwasser“ (Tee aufgießen, kalt werden lassen) getrunken zur Anregung der Milchproduktion oder äußerlich bei Bindehautentzündung verwendet. Von Letzterem ist aber im Hausgebrauch abzuraten, da das Fenchelwasser keimfrei sein muss, was aber nur mit apothekenüblichen Filtern erreicht werden kann. Als Wickel bei Unterleibsschmerzen und Brustentzündungen, sofern Muttermilchmangel vorliegt.

Als Lebensmittel
Als verdauungsförderndes Gewürz zu Brot und anderen Backwaren sowie zu Kräutergerichten.

Interessantes und Nützliches
Das Kauen von Fenchelfrüchten hilft ebenfalls bei Völlegefühl. Für den Tee müssen die Früchte immer frisch angestoßen werden – dann verflüchtigt sich das wirksame ätherische Öl allerdings bereits nach drei Wochen trotz luftdichter Teetüte. Deshalb keinen zu großen Vorrat von angestoßenen Fenchelfrüchten anlegen, oder zuhause im Mörser selbst anstoßen. Die Anwendung von Fenchel kann bis zu Hippokrates zurückverfolgt werden. In der Küche ist der Knollenfenchel als Rohkost im Salat oder als Gemüse beliebt.

● Tipp aus der Teeküche
Decken Sie immer die Teekanne mit dem Deckel ab und klopfen Sie dann die Wasserperlen in die Tasse zurück. Da ätherische Öle flüchtig sind, hängen sie mit den Wassertropfen an der Deckelunterseite.

Notizen

Fingerhut – *Digitalis purpurea* L.

Pflanzensteckbrief

Familie: Braunwurzgewächse, *Scrophulariaceae*
Ursprungsland: Ungarn, Balkanländer, Europa, Marokko
Höhe: 80–120 cm
Blütezeit, -farbe: Juni bis Juli; weiß, gelb, rot

Standort und Biologie

- halbschattig
- Waldlichtungen, Waldrand
- nährstoffreicher, durchlässiger Boden
- zweijährig
- winterhart, Zone 5

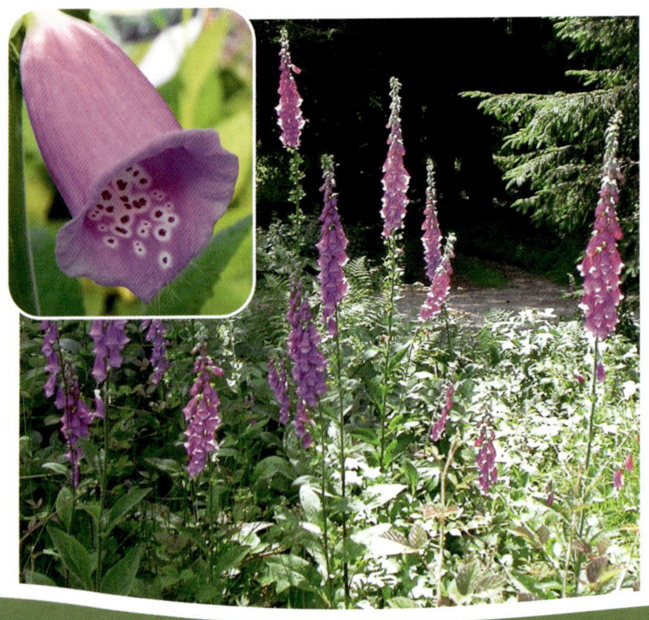

Anwendung

Für arzneiliche Zwecke wurden die Blätter des roten Fingerhuts verwendet. Heute werden überwiegend nur noch die isolierten Inhaltsstoffe (herzwirksame Glykoside) in Arzneien verarbeitet.

Arzneilich nachgewiesene Wirkung
Digitalis bzw. die isolierten reinen Digitalisglykoside werden bei Herzinsuffizienzen, Bluthochdruck und Herzrhythmusstörungen als Arznei verwendet.

Wirkung des ätherischen Öls
keine Verwendung

In der Homöopathie
Bei Herzkrankheiten, hohem Puls, Migräne, Schlafstörungen, Ödemen. Die homöopathische Arznei soll nur auf Verordnung (Arzt oder Heilpraktiker) eingenommen werden.

Traditionelle Anwendung
keine Verwendung

Als Lebensmittel
keine Verwendung

Interessantes und Nützliches
Giftig! Niemals Selbstbehandlungen mit Digitalzubereitungen. In der traditionellen Tierheilkunde wird der in den Alpen vorkommende gelbe Fingerhut bei altersschwachen Milchkühen verwendet.

● Tipp aus dem Kräutergarten
Im Garten nur in einem für Kinder nicht zugänglichen Bereich pflanzen.

Frauenmantel –

Alchemilla xanthochlora Rothm.

Pflanzensteckbrief

Familie: Rosengewächse, *Rosaceae*
Ursprungsland: Europa, Nordamerika, Asien
Höhe: 30–50 cm
Blütezeit, -farbe: Mai bis Juni; lindgrün

Standort und Biologie

- halbschattig
- Wiese
- nährstoffreicher, feuchter Boden
- mehrjährig
- winterhart, Zone 3

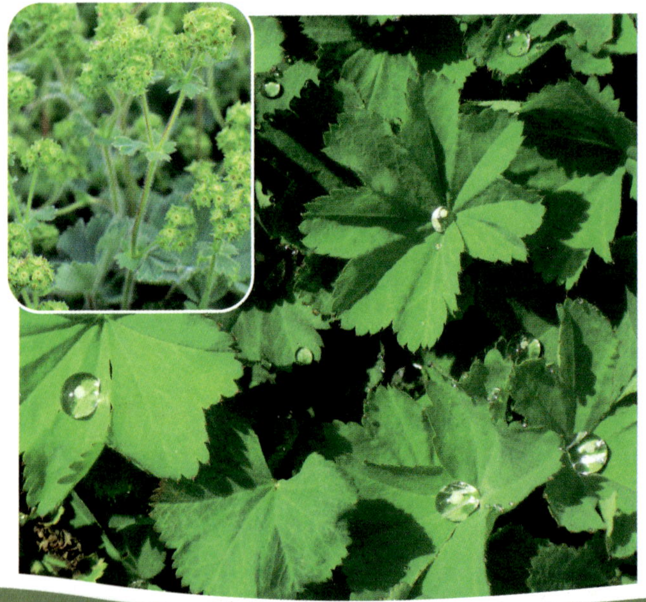

Anwendung

Verwendet wird das zur Blütezeit gesammelte Kraut.

Arzneilich nachgewiesene Wirkung
Bei leichten unspezifischen Durchfallerkrankungen.

Wirkung des ätherischen Öls
keine Verwendung

In der Homöopathie
keine Verwendung

Traditionelle Anwendung
Weit verbreitet ist die Vermutung, dass Frauenmantel unterstützend auf den weiblichen Hormonhaushalt und auf die Gebärmutter wirkt bei Menstruationsbeschwerden, Kinderwunsch, in Geburtshilfe, im Wochenbett und im Klimakterium. Diese Anwendungsgebiete basieren auf der mittelalterlichen Signaturenlehre und sind ohne Wirksamkeitsbelege. Obwohl jüngere klinische Studien zeigten, dass nur bei rund 20 % der Frauen eine Besserung nach der Verabreichung eines Frauenmanteltees beobachtet werden konnte, wird er von vielen Frauen noch immer als „das Frauenkraut" bei den genannten Beschwerden bevorzugt.

Als Lebensmittel
keine Verwendung

Interessantes und Nützliches
Alchemilla alpina L., der Silbermantel, wird traditionell als krampflösendes Heilkraut ähnlich dem Frauenmantel verwendet. Südtiroler Kräuterkundige sagen: „Was der Frau der Frauenmantel, ist dem Mann der Silbermantel."

● Tipp aus dem Kräutergarten
Der blühende Frauenmantel macht Ihre Blumensträuße füllig und ein Einzelstengel ist dekorativ in feinen Glasvasen.

Gänseblümchen – *Bellis perennis* L.

Pflanzensteckbrief

Familie: Korbblütler, *Asteraceae (Compositae)*
Ursprungsland: Europa
Höhe: 10 cm
Blütezeit, -farbe: Frühjahr bis Herbst; weiß

Standort und Biologie

- sonnig bis absonnig
- Wiese
- mäßig nährstoffreicher, durchlässiger, lehmiger Boden
- zweijährig
- winterhart, Zone 4
- Bienen- und Insektenpflanze

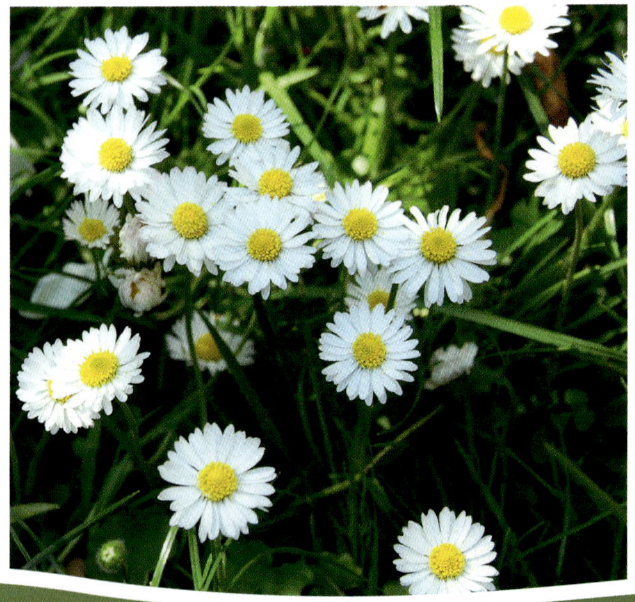

Anwendung

Die frischen Blüten und die Blätter werden für die homöopathische Arznei verwendet.

Arzneilich nachgewiesene Wirkung
Kein Wirksamkeitsnachweis bekannt.

Wirkung des ätherischen Öls
keine Verwendung

In der Homöopathie
Eine bewährte Arznei bei Rückbildungsstörungen nach der Geburt und bei starken Menstruationsblutungen. Frauen sollten die „Arnika der Gebärmutter" immer griffbereit in niedrigen Potenzen zu Hause haben. Ein wichtiges Mittel auch bei Wunden und Traumen in Folge von Überanstrengung der Muskulatur, insbesondere der Beckenregion.

Traditionelle Anwendung
Entzündungshemmend, bei Hautleiden, bei Quetschungen und Blutergüssen.

Als Lebensmittel
Die Blüten können in Frühlingssuppen und Wildsalaten reichlich Verwendung finden und eignen sich außerdem bestens zur Verzierung von Speisen. Jedoch immer von ungedüngten Wiesen sammeln.

Interessantes und Nützliches
Die Teedroge ist, vermutlich aufgrund ihres hohen Preises, in Apotheken meist nicht vorrätig. Aber das Gänseblümchen ist auf der Wiese ja fast ganzjährig zu finden.

● **Tipp aus dem Kräutergarten**
Gitta Schmidt empfiehlt in ihrem Buch „Sonnenwirbel für den König" einen Gänseblümchenhonig, der Kindern bei Husten helfen soll.

Gänsefingerkraut – *Potentilla anserina* L.

Pflanzensteckbrief

Familie: Rosengewächse, *Rosaceaea*
Ursprungsland: Asien, Europa, Nordamerika
Höhe: 20 cm
Blütezeit, -farbe: Mai bis August; gelb

Standort und Biologie

- sonnig
- Bach
- mäßig nährstoffreicher, durchlässiger Boden
- mehrjährig
- winterhart, Zone 5
- Bienen- und Insektenpflanze

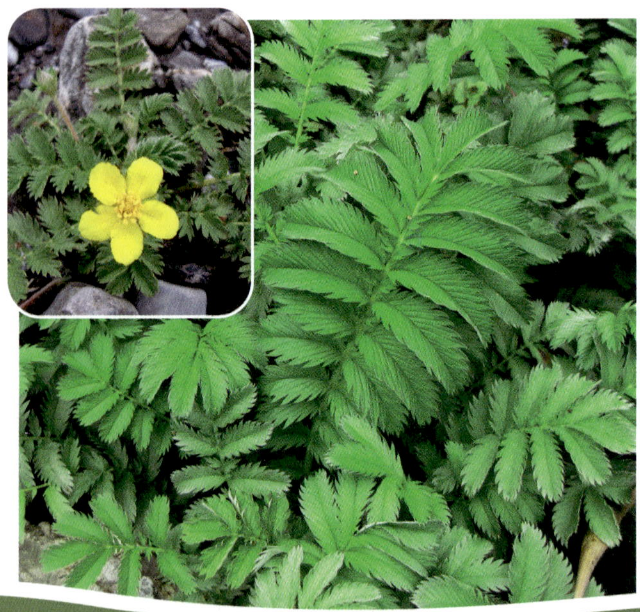

Anwendung

Verwendet werden die frischen oder getrockneten Blätter und Blüten.

Arzneilich nachgewiesene Wirkung
Das Kraut ist ein krampflösendes Magen- und Darmmittel, es hilft den Babys bei Dreimonatskoliken, beruhigt Magen und Darm bei Gastritis, lindert Krämpfe bei Menstruationsbeschwerden und starke Nachwehen.

Wirkung des ätherischen Öls
keine Verwendung

In der Homöopathie
Selten verwendet, wenn, dann in tiefen Potenzen bei Magen-Darm-Beschwerden und schmerzhafter Menstruation, wenn Teetrinken nicht möglich ist.

Traditionelle Anwendung
Auch hier wegen der krampflösenden Wirkung angewendet. Das Kraut wird zur innerlichen Anwendung auch in Milch gekocht, was grundsätzlich nicht erklärbar ist, da die krampflösenden Inhaltsstoffe sich darin nur in geringen Mengen lösen.

Als Lebensmittel
keine Verwendung

Interessantes und Nützliches
Wird im Volksmund als „Krampfkraut“ bezeichnet. Die Blüten sehen der Blutwurz *(Potentilla erecta)* sehr ähnlich, haben aber im Unterschied zu dieser fünf Blütenblätter, die Blutwurz dagegen nur vier (vgl. S. 53 f.).

● **Tipp aus dem Kräutergarten**
Die silbrig glänzenden Blätter schmücken Ihren Garten, aber Achtung, die Pflanze wuchert.

Germer, weißer – *Veratrum album* L.

Pflanzensteckbrief

Familie: Germergewächse, *Melanthiaceae*
Ursprungsland: europäisches Hochgebirge ohne britische Inseln, Kleinasien, Sibirien, Japan
Höhe: 60 – 100 cm
Blütezeit, -farbe: Juni bis Juli; zart grün-weiß

Standort und Biologie

- halbschattig, absonnig
- Bach, Wiese, Waldrand, feuchte Bergalmen
- nährstoffreicher, durchlässiger, saurer, feuchter Boden
- mehrjährig
- winterhart, Zone 5

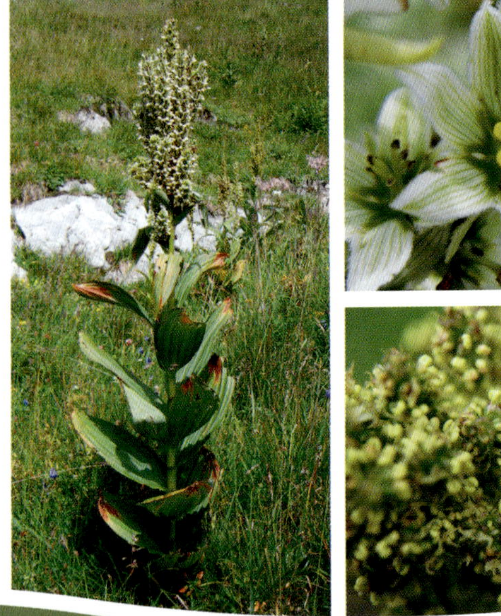

Anwendung

Für die homöopathische Arznei werden die Wurzelsprosse vor der Blüte geerntet.

Arzneilich nachgewiesene Wirkung
Wegen der hohen Giftigkeit keine Anwendung als Arzneipflanze.

Wirkung des ätherischen Öls
keine Verwendung

In der Homöopathie
Veratrum album gehört in mittleren oder hohen Potenzen in die homöopathische Hausapotheke und hilft besonders auf Reisen oder unterwegs bei Durchfall mit Kälteschauer und Kreislaufkollaps.

Traditionelle Anwendung
keine Verwendung

Als Lebensmittel
keine Verwendung

Interessantes und Nützliches
Giftig! Fatal kann es werden, wenn die Blätter des gelben Enzians (sind gegenständig) mit den Blättern des weißen Gemers (wechselständig) verwechselt werden! Die Pflanze ist auch unter dem Namen „weiße Nieswurz“ bekannt.

● **Tipp für die Sennerinnen**
Die Pflanzen frühzeitig von den Bergalmen entfernen, um Tier und Mensch zu schützen!

Ginkgo, Fächerblattbaum – *Ginkgo biloba* L.

Pflanzensteckbrief

Familie: Ginkgogewächse, *Ginkgoaceae*
Ursprungsland: China
Höhe: bis zu 35 m
Blütezeit, -farbe: Mai bis Juni; unscheinbare Blüte nach 30 Jahren; zweihäusig

Standort und Biologie

- hell, sonnig
- geschützt
- leicht saurer Boden
- mehrjährig
- winterhart, Zone 5
- in den ersten Jahren (bis ca. 50 cm) sollten junge Bäume frostfrei überwintert werden.

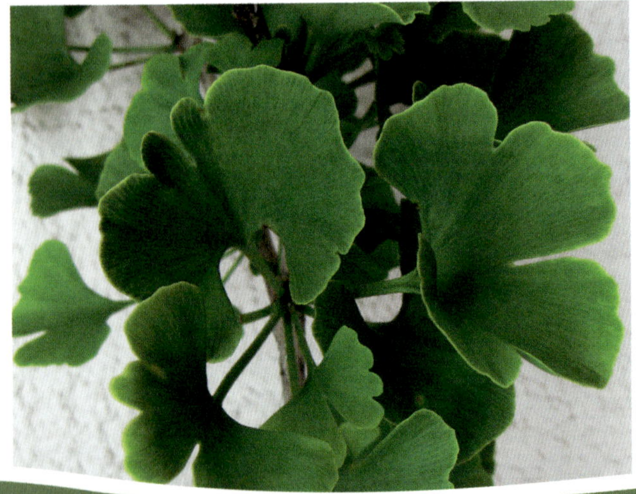

Anwendung

Die getrockneten Blätter werden verwendet zur Herstellung eines standardisierten Spezial-Trockenextrakts. Für die homöopathische Urtinktur werden im Frühling die frischen jungen Blätter gesammelt. In China werden auch die Früchte verwendet.

Arzneilich nachgewiesene Wirkung

Wirkt bei hirnorganischen Störungen, Demenz, Tinnitus, peripheren Durchblutungsstörungen. In der Traditionellen Chinesischen Medizin seit zwei Jahrtausenden ein wichtiges Heilmittel. In Europa wurde durch jüngere Studien die Wirksamkeit bei Demenzen etc. aufgezeigt.

Wirkung des ätherischen Öls

keine Verwendung

In der Homöopathie

Derzeit keine Verwendung, obwohl Prüfungen vorliegen, die in der Potenz C 6 eine Wirkung bei Geistesabwesenheit und Gedächtnisschwäche beschreiben.

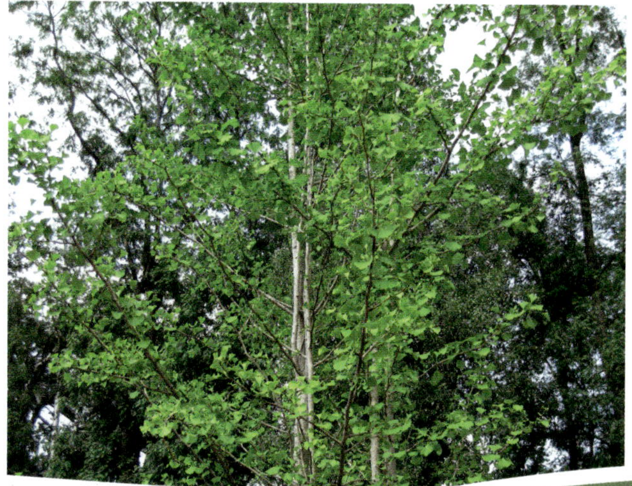

Traditionelle Anwendung
durchblutungsfördernd, Verbesserung der Fließeigenschaften des Blutes.

Als Lebensmittel
Unseriös in Nahrungsergänzungsmitteln, ansonsten keine Verwendung.

Interessantes und Nützliches
Den Ginkgobaum gibt es bereits seit mindestens 250 Millionen Jahren. In Deutschland steht auf der Insel Mainau im Bodensee ein 200-jähriges Exemplar. Ginkgobäume sind anspruchslos, wachsen überall und trotzen jeglicher Umweltbelastung – als eines von wenigen Lebewesen hat ein Ginkgobaum die Atombombe von Hiroshima überlebt.
Ginkgotherapien sollten immer mehr als sechs Wochen andauern. Fragen Sie in Ihrer Apotheke nach wirklich guten Präparaten, denn es sind viele zu niedrig dosierte Mittel auf dem Nahrungsergänzungsmittelmarkt. Von selbst gesammelten Blättern sowie von im Handel befindlichen Ginkgoblätter-Tees darf keine Heilwirkung erwartet werden, da sich die nachgewiesenen Wirkungen auf einen speziell patentierten Trockenextrakt beziehen. Der Wirkstoff ist nämlich nur in sonnenbeschienen Blättern vorhanden.
Die reifen Früchte stinken nach Buttersäure.

● Tipp aus dem Kräutergarten
Verzichten sie bei der Pflanzung auf die Zugabe von Dünger. Dieser lockt Mäuse an, welche die jungen Wurzeln verzehren.

Goldrute, echte –

Solidago virgaurea L. ssp. virgaurea

Pflanzensteckbrief

Familie: Korbblütler, *Asteraceae (Compositae)*
Ursprungsland: Europa, Asien, Nordafrika
Höhe: 60 cm
Blütezeit, -farbe: Juli bis September; gelb

Standort und Biologie

- sonnig
- Bachrain, Wegränder, Waldlichtungen
- mäßig nährstoffreicher, frischer, durchlässiger Boden
- mehrjährig
- winterhart, Zone 5
- Bienen und Insektenpflanze

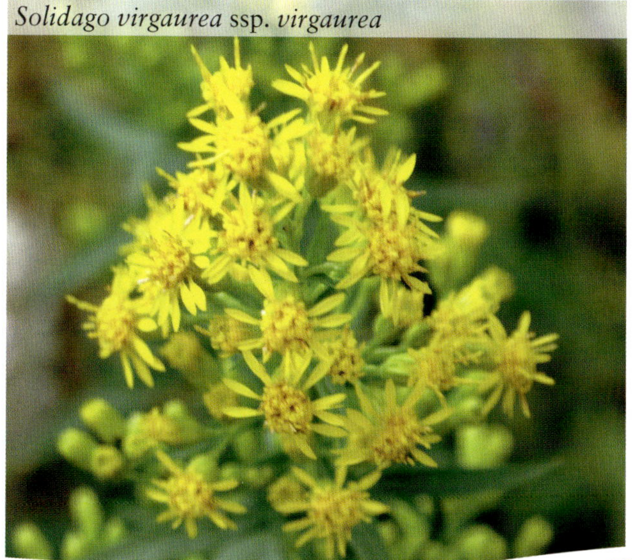

Solidago virgaurea ssp. *virgaurea*

Anwendung

Die Kräuterheilkunde nutzt das blühende Kraut (v.a. Blätter und Blüten), für die homöopathische Arznei werden frische Blütenstände oder auch die ganze (oberirdische) Pflanze verwendet.

Arzneilich nachgewiesene Wirkung

Entzündungshemmend, harntreibend, zur Durchspülungstherapie bei entzündlichen Erkrankungen der ableitenden Harnwege, vorbeugend gegen Harnsteine und Nierengrieß sowie unterstützend bei Reizblase.

Wirkung des ätherischen Öls

keine Verwendung

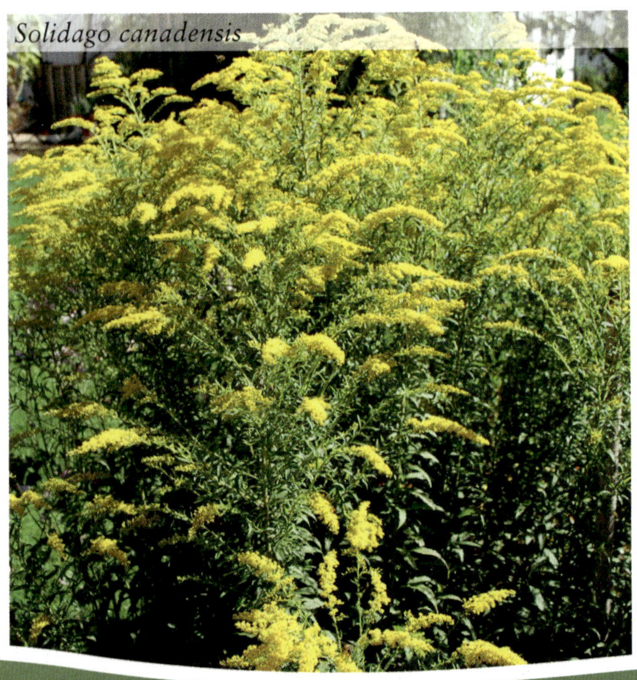

Solidago canadensis

In der Homöopathie

Bewährte Arznei in tiefen Potenzen bei Nieren- und Harnwegserkrankungen.

Traditionelle Anwendung

Die harntreibende, entzündungshemmende Wirkung wird genutzt. Bei schlecht heilenden Wunden und Geschwüren kann ein Teeaufguss als Wickel angewendet werden. Bereits die Germanen verwendeten das „echte Goldrutenkraut“ von *Solidago virgaurea* zur Wundbehandlung, dehalb wird es auch als „Heidnisches Wundkraut“ bezeichnet.

Als Lebensmittel

keine Verwendung

Interessantes und Nützliches

Bei der überall blühenden Goldrute handelt es sich um die geringer wirksame „gartenflüchtige“ Riesen-, oder Kanadische Goldrute (*Solidago canadensis* L.). Einmal im Garten heimisch, werden Sie sie immer irgendwo vorfinden, denn sie breitet sich über Samen und Wurzeln stark aus.

● Tipp aus der Teeküche

Das Kraut mit anderen Heilkräutern mischen und als Tee bei allen Erkrankungen der Harnwege trinken – dazu immer zusätzlich reichlich Wasser!

Notizen

Grapefruit – *Citrus paradisi* Macfad.

Pflanzensteckbrief

Familie: Rautengewächse, *Rutaceae*
Ursprungsland: Westindien
Höhe: 1,5–5 m
Blütezeit, -farbe: April bis Juni; weiß

Standort und Biologie

- sonnig
- Kulturpflanze, Kübelpflanze
- nährstoffreicher, durchlässiger, leicht saurer Boden, Eisendünger
- mehrjährig
- Überwinterung im temperierten Gewächshaus bei 8–15 °C, Zone 9
- Bienen- und Insektenpflanze

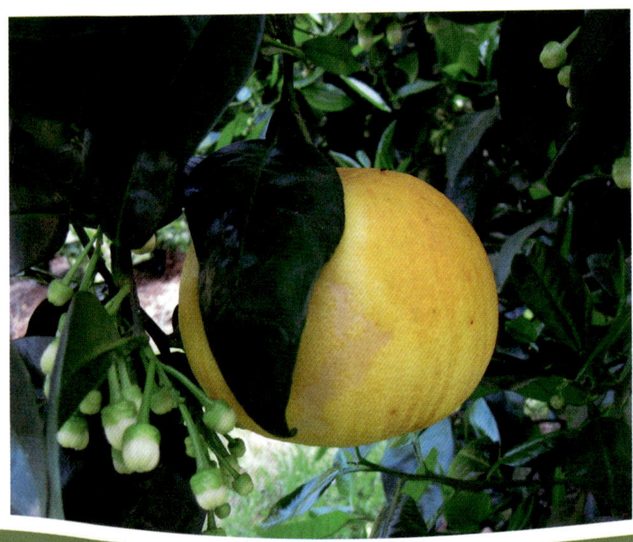

Anwendung

Das frisch duftende ätherische Öl wird aus den Schalen der Früchte gepresst.

Arzneilich nachgewiesene Wirkung
Kein Nachweis vorhanden.

Wirkung des ätherischen Öls
Grapefruit zählt zu den beliebtesten Agrumenölen. Es hat eine aufheiternde, durchblutungsfördernde Wirkung und ist sehr beliebt zur Raumbeduftung oder in Körperpflegeprodukten.

In der Homöopathie
keine Verwendung

Traditionelle Anwendung
keine Verwendung

Als Lebensmittel
Ob die ganze Frucht oder als Saft: ein leicht bitterer, vitaminreicher Genuss!

Interessantes und Nützliches
Achtung! Grapefruitöl in zu hoher Dosierung ist photosensibilisierend, deshalb nach der Anwendung eines Hautöls mit Grapefruit nicht an die Sonne oder ins Solarium gehen. Wie alle Zitrusöle nach dem Öffnen bald aufbrauchen oder nach einem halben Jahr verwerfen. Danach können diese Öle maximal noch in Essig gemischt fürs WC-Putzen verwendet werden.
Bei einer Tagesmenge von über 600 ml Grapefruitsaft kann es zu unerwünschten Wechselwirkungen mit Arzneimitteln kommen.

● Tipp aus dem Kräutergarten
Da der Grapefruitbaum in Süddeutschland sehr schwer zu überwintern ist, sollten Sie besser eine andere Zitrusart pflanzen.

Gundermann – *Glechoma hederacea* L.

Pflanzensteckbrief

Familie: Lippenblütler, *Lamiaceae*
Ursprungsland: Sibirien
Höhe: 30 cm
Blütezeit, -farbe: April bis Juni; blau

Standort und Biologie

- halbschattig
- Garten, Bach, Wald
- magerer bis mäßig nährstoffreicher, durchlässiger, feuchter Boden
- mehrjährig
- winterhart, Zone 5
- Bienen- und Insektenpflanze

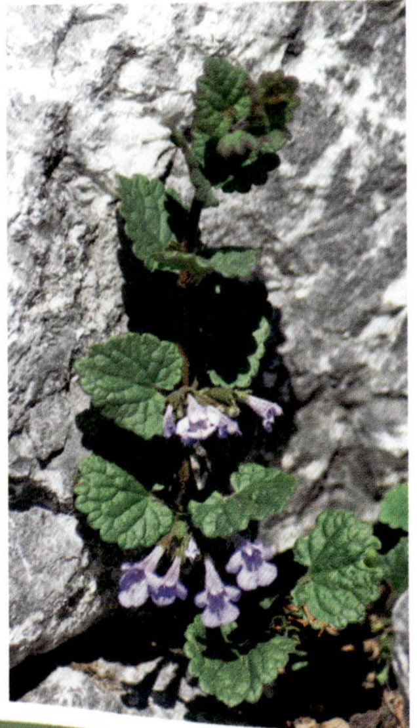

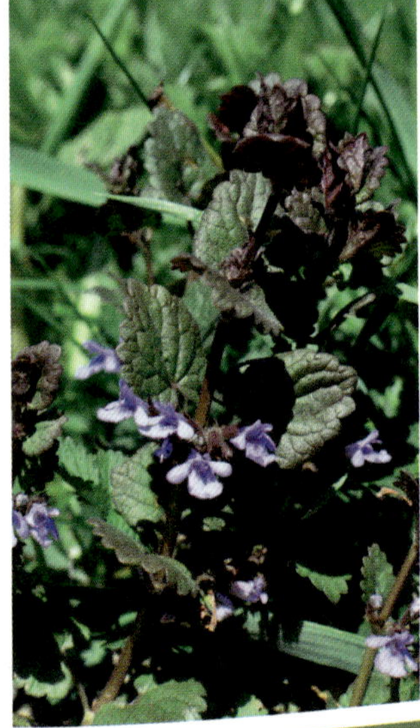

Anwendung

Das blühende Kraut wird im Frühjahr gesammelt.

Arzneilich nachgewiesene Wirkung
Es liegen keine Wirksamkeitsnachweise vor.

Wirkung des ätherischen Öls
keine Verwendung

In der Homöopathie
keine Verwendung

Traditionelle Anwendung
Mindert Hustenreiz, löst Verschleimung in den Bronchien, hilft gegen Husten aller Art. Wird als Wundmittel empfohlen seit Hildegard von Bingen.

Als Lebensmittel
Für ein Wiesen-After-Eight (nach Ursel Bühring) Gundermannblättchen in heiße, flüssige Schokolade tauchen, auf ein Backblech legen, erkalten lassen und ins Gefrierfach legen.

Interessantes und Nützliches
Der Gundermann wird auch Gundelrebe genannt. Er wuchert gern im Steingarten und lässt diesen im Sommer ergrünen. Er kann leicht entfernt werden, wenn er überhand nimmt. Früher wurde er als Giftbinder bezeichnet und für Schwermetall-Ausschwemmungen verwendet, ebenso zur Behandlung von eitrigen Wunden.

● Tipp aus dem Kräutermärchen
Gitta Schmidt empfiehlt in ihrem Pflanzenmärchenbuch „Sonnenwirbel für den König“ einen Gundermann-Badesud, der schmerzstillend bei Rheuma sein soll. Nachweise gibt es dafür allerdings nicht.

Hirtentäschel –

Capsella bursa-pastoris (L.) Medik.

Pflanzensteckbrief

Familie: Kreuzblütler, *Brassicaceae*
Ursprungsland: Europa
Höhe: 30–50 cm
Blütezeit, -farbe: April bis Oktober; weiß

Standort und Biologie

- sonnig
- Wiese, Ackerflächen
- normaler, durchlässiger Gartenboden
- ein- bis zweijährig, aussamend
- winterhart, Zone 6
- Bienen- und Insektenpflanze

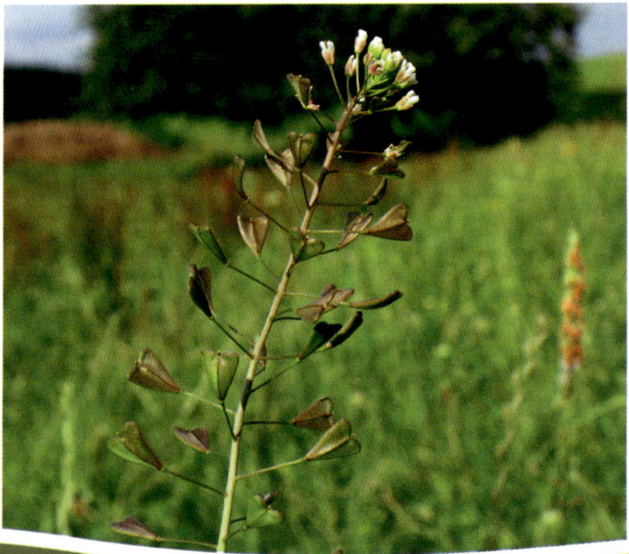

Anwendung

Die getrockneten oberirdischen Pflanzenteile werden verwendet.

Arzneilich nachgewiesene Wirkung

Innere Anwendung bei verlängerten und verstärkten Monatsblutungen sowie bei Zwischenblutungen, außerdem bei Nasenbluten; außerlich bei oberflächlichen, blutenden Hautverletzungen. Die für die Blutstillung verantwortlichen Inhaltsstoffe sind noch nicht bekannt, dies soll eine begonnene Studie klären.

Wirkung des ätherischen Öls

keine Verwendung

In der Homöopathie

keine Verwendung

Traditionelle Anwendung

Blutstillend bei Nasenbluten und Menstruationsblutungen, kontraktionsfördernd auf die Gebärmutter.

Als Lebensmittel

keine Verwendung

Interessantes und Nützliches

Achtung! Hirtentäschel-Tee darf auf keinen Fall in der Schwangerschaft getrunken werden!

Den Tee nur schluckweise und nicht mehr als zwei Tassen am Tag trinken, die Erfahrung zeigt, dass ansonsten die Kontraktionen zu stark werden. In der Geburtshilfe und im Klimakterium hat sich Hirtentäschelkraut laut Erfahrungsheilkunde vielfach bewährt in einer Teemischung mit Frauenmantel und Melisse.

● Tipp aus dem Kräutergarten

Samt stark aus und wächst wie „Unkraut“, so dass es überall zu finden ist.

Holunder, schwarzer –
Sambucus nigra L.

Pflanzensteckbrief

Familie: Geißblattgewächse, *Caprifoliaceae*
Ursprungsland: Europa, Kleinasien, Nordiran, Nordirak
Höhe: 3–5 m
Blütezeit, -farbe: Mai bis Juli; weiß

Standort und Biologie

- sonnig, halbschattig
- Bach, Wiese, Waldrand
- nährstoffreicher, durchlässiger Boden
- mehrjährig
- winterhart, Zone 5
- Bienen- und Insektenpflanze

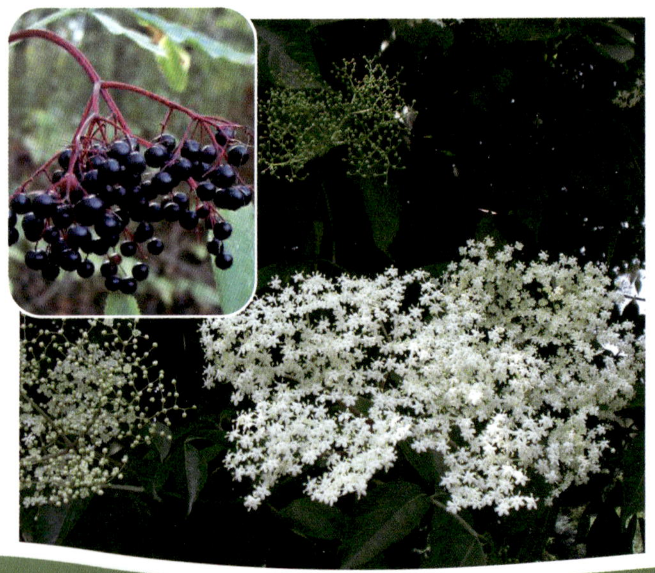

Anwendung

Die getrockneten Blüten werden sowohl in der Homöopathie als auch in der Kräuterheilkunde benutzt, dort auch die Früchte sowie Wurzeln und Rinde.

Arzneilich nachgewiesene Wirkung

Holderblütentee wird als schweißtreibende Ergänzungstherapie bei einfachen Erkältungskrankheiten.

Wirkung des ätherischen Öls

keine Verwendung

In der Homöopathie

Bewährtes Mittel bei Schnupfen und Atemwegserkrankungen von Säuglingen; ferner bei Keuchhusten und Asthma.

Traditionelle Anwendung

Wird aufgrund der schweißtreibenden Wirkung angewendet. Heißer Holunderblütensaft oder warme Holunderfrüchtesuppe werden bei Erkältungskrankheiten verabreicht.

Als Lebensmittel

Frische Holunderblütenstände in Pfannkuchenteig getaucht und ausgebacken ergeben schmackhafte „Holder-Küchle". Holundermus aus den Früchten ist ein gesunder Brotaufstrich. Frische Holunderfrüchte dienen zur Herstellung von Likören oder dem bekannten „Allgäuer Holdermus". Holundersirup und -saft wird z. B. Limonaden zur Geschmacksverbesserung zugesetzt.

Interessantes und Nützliches

Ein alter Spruch lautet: „Vor dem Holunder zieh' deinen Hut." Kulturgeschichtlich ein interessanter Strauch.

● **Tipp aus dem Kräutergarten**

Der Duft eines blühenden Holunderbusches am Haus ist für jede Nase ein wahrer Genuss.

Hopfen – *Humulus lupulus* L.

Pflanzensteckbrief

Familie: Hanfgewächs, *Cannabaceae*
Ursprungsland: Asien, Europa
Höhe: 6–10 m
Blütezeit, -farbe: Juli bis August; grün; zweihäusig

Standort und Biologie

- sonnig bis halbschattig
- Kulturpflanze
- nährstoffreicher, durchlässiger Boden
- mehrjährig
- winterhart, Zone 5

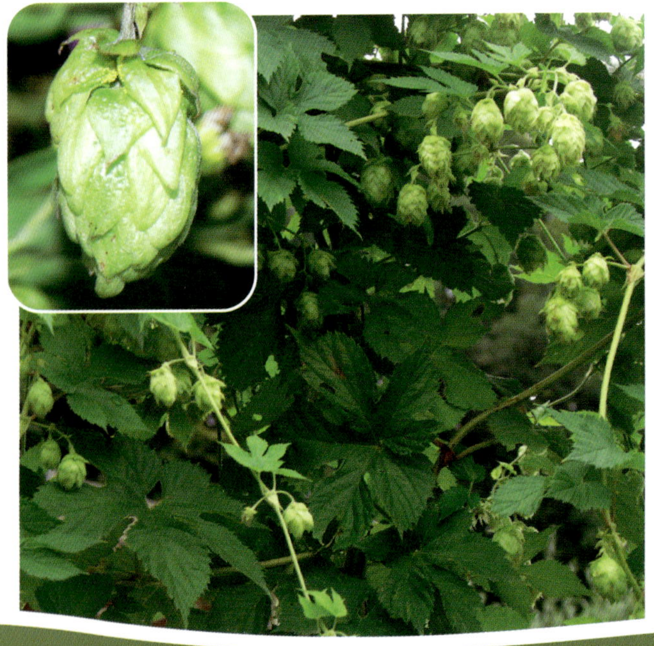

Anwendung

Die ganzen getrockneten weiblichen Blüten und die Drüsenhaare bzw. Drüsenschuppen werden verwendet.

Arzneilich nachgewiesene Wirkung
Bei Unruhe, Angstzuständen und Schlafstörungen. Hopfen hat eine schwache östrogenähnliche Wirkung. Besonders hoch ist die antioxidative Aktivität.

Wirkung des ätherischen Öls
seltene Verwendung

In der Homöopathie
keine Verwendung

Traditionelle Anwendung
beruhigend, schlaffördernd

Als Lebensmittel
Nichts geht über den „Hopfentee" – das Bier, nach alter Tradition und dem Reinheitsgebot aus Malz und Hopfen gebraut. Im Frühjahr können Hopfensprossen gekocht und gegessen werden, sie schmecken wie Spargel.

Interessantes und Nützliches
Als Einzeldroge schmeckt Hopfentee sehr bitter, daher wird er meist in Heilkräutermischungen angeboten, die z. B. Lavendelblüten, Passionsblume und Melisse enthalten. In den Wechseljahren sowie bei Frauen mit Kinderwunsch ist er eine mögliche Hilfe. Allerdings gilt dies nicht für alle Hopfenqualitäten, sondern nur für Sorten die reich sind an Xanthohumol.

● **Tipp aus dem Kräutergarten**
Hopfen benötigt eine fünf Meter lange Schnur zum Emporwachsen. Im Herbst ergibt eine abgeschnittene Hopfen-„Girlande" einen wunderschönen Deckenschmuck.

Immortelle –
Helichrysum italicum (Roth) D. Don ssp. *italicum*, *Helichrysum arenarium* (L.) Moench

Pflanzensteckbrief

Familie: Korbblütler, *Asteraceae (Compositae)*
Ursprungsland: Balkan, Südeuropa
Höhe: 50 cm
Blütezeit, -farbe: Juni bis August; gelb

Standort und Biologie

- sonnig
- Steingarten
- magerer, durchlässiger Boden
- mehrjährig
- *H. italicum:* bedingt winterhart mit Vliesschutz oder Überwinterung im Kalthaus, Zone 8; *H. arenarium:* winterhart, Zone 4

Helichrysum italicum ssp. *italicum*

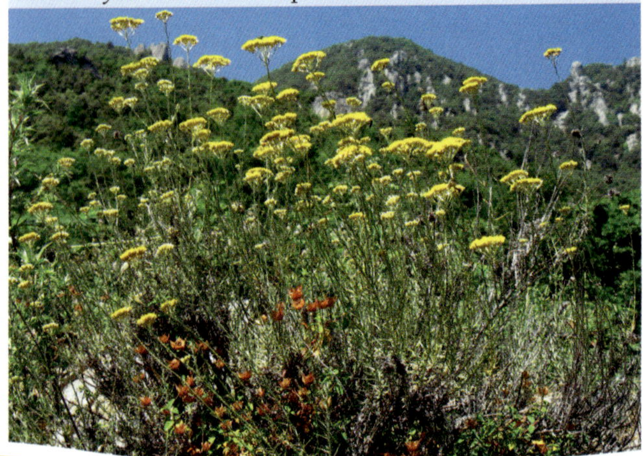

Anwendung

Für die Kräuterheilkunde werden die getrockneten Blütenköpfe von *Helichrysum arenarium* (L.) Moench, dem Katzenpfötchen, gesammelt. Für die Ätherisch-Öl-Gewinnung wird dagegen *Helichrysum italicum* (Currykraut) destilliert, das kostbare Öl duftet süß-herb bis leicht holzig.

Arzneilich nachgewiesene Wirkung

H. arenarium wirkt antibakteriell, leicht Leber und Gallefluss anregend, harnteibend und krampflösend. Entzündungshemmende, antivirale und antiallergische Aktivitäten von *H. italicum* sind beschrieben.

Wirkung des ätherischen Öls

Das Öl von *H. italicum* ist entzündungshemmend, schmerzlindernd, desinfizierend und wundheilungsfördernd. Es hat sich zu einem der wichtigsten Erste-Hilfe-Öle in der Aromatherapie entwickelt.

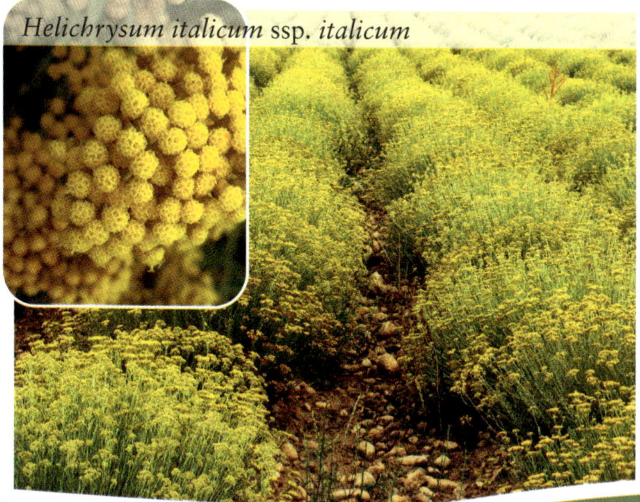

Helichrysum italicum ssp. *italicum*

In der Homöopathie
keine Verwendung

Traditionelle Anwendung
Das Katzenpfötchen wird im Mittelmeerraum schon lange als entzündungshemmendes, antivirales und antiallergisches Heilkraut verwendet, das auch bei Leber-Galle-Leiden wirken soll. Angeblich fördert das Kraut die Sekretion der Säfte von Magen und Bauchspeicheldrüse.

Als Lebensmittel
keine Verwendung

Interessantes und Nützliches
Generell ist noch wenig bekannt zur Immortelle, aber sie gilt in ihrem Heimatland Korsika als Hausmittel und findet bei vielerlei Beschwerden Verwendung. Der Name „Immortelle" ist französisch und heißt „die Unsterbliche". Der deutsche Name Currykraut für die Immortelle ist irreführend, da weder Geruch noch Geschmack etwas mit dem Curry zu tun haben.

● Tipp aus dem Kräutergarten
Gut eingepackt an einem warmen Platz im Garten überwintert die Pflanze auch im Allgäu auf 850 m Höhe.

Notizen

Ingwer – *Zingiber officinale* Roscoe

Pflanzensteckbrief

Familie: Ingwergewächse, *Zingiberaceae*
Ursprungsland: Pazifische Inseln
Höhe: 60–100 cm
Blütezeit, -farbe: blüht selten; gelb-rot

Standort und Biologie

- halbschattig
- Kübelpflanze
- nährstoffreicher, durchlässiger, leicht saurer Boden
- mehrjährig
- Überwinterung im warmen Wintergarten bei mind. 16 °C, Zone 10

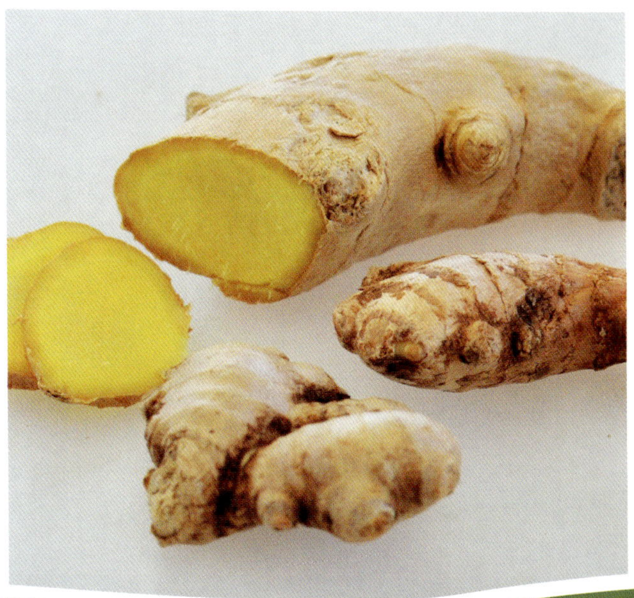

Anwendung

Verwendet wird die frische und die getrocknete Wurzelknolle, sowohl für die Kräuterheilkunde als auch zur Gewinnung des scharf-feurigen ätherischen Öls.

Arzneilich nachgewiesene Wirkung

Immunmodulierend und entzündungshemmend, fördert die Verdauungssäfte, angefangen vom Speichelfluss bis zur Stimulierung der Darmperistaltik. Wirkt bei Übelkeit und Reisekrankheit.

Wirkung des ätherischen Öls

Das Öl wirkt gegen Übelkeit, appetitfördernd, schleimlösend, anregend und tonisierend, hautfreundlich. Es ist fester Bestandteil vieler Aromamischungen und als Massageanwendung oder Aromakompresse in Kombination mit anderen ätherischen und fetten Ölen schmerzlindernd.

In der Homöopathie

keine Verwendung

Traditionelle Anwendung

Steigert Darmperistaltik und Magensaftsekretion, hilft gegen Übelkeit und Erbrechen, krampflösend. „Ingwerwasser" (s. u.) ist ein guter Reisebegleiter, denn es hilft gegen Reiseübelkeit und ist beekannt als Mittel der Seefahrer.

Als Lebensmittel

Ein scharfes Gewürz, vor allem in der asiatischen Küche, zu Gemüse und Reisspeisen, erwärmt den ganzen Organismus, besonders in der kalten Jahreszeit. Rezepte für köstliche Ingwergerichte gibt es z. B. vom Gourmet-Koch Ralf Hiener (Hädecke Verlag).

Interessantes und Nützliches

Bei Schwangerschaftserbrechen wird die Anwendung von Ingwer kontrovers diskutiert, in späteren Schwangerschaftsmonaten ist auf alle Fälle davon abzuraten. In der Traditionellen Chinesischen Medizin (TCM) eine wichtige Arzneipflanze, u. a. in der Frühschwangerschaft und allgemein bei Qi-Mangel. Die Scharfstoffe (Gingerole), verantwortlich für die typische Schärfe der Wurzel, sind im ätherischen Öl nicht enthalten, es ist deshalb recht hautfreundlich und wird von der Nase oftmals nicht identifiziert.

Ob das Essen von Ingwerstäbchen eine immunstärkende Wirkung besitzt, ist umstritten, es hängt sicher von der Qualität und der Menge an Gingerolien ab.

Im Garten auf der Kemptener Burghalde wächst der japanische Ingwer (*Zingiber mioga* (Thumb.) Roscoe), da der gewöhnliche Ingwer in unserem Klima nicht gedeiht.

● Tipp aus der Teeküche

Für das Ingwerwasser werden 1–2 cm Ingwerwurzel kleingeschnitten, mit 1 l kochendem Wasser überbrüht und schluckweise getrunken. Das fängt eine beginnende Erkältung gut ab, allemal erwärmt es einen fröstelnden Organismus. Wichtig zu wissen: Es sind ca. 11 Ingwersorten im Handel, deren Geschack und Schärfe sehr unterschiedlich ist.

Notizen

Iris, Schwertlilie –
Iris x germanica L. ssp. *germanica*, *Iris pallida* Lam. ssp. *pallida*

Pflanzensteckbrief

Familie: Irisgewächse, *Iridaceae*
Ursprungsland: Mittelmeerraum
Höhe: 50 cm
Blütezeit, -farbe: Juni bis Juli; weiß, lila, blau

Standort und Biologie
- sonnig
- alte Kulturpflanze
- magerer, durchlässiger Boden
- mehrjährig
- winterhart, Zone 6

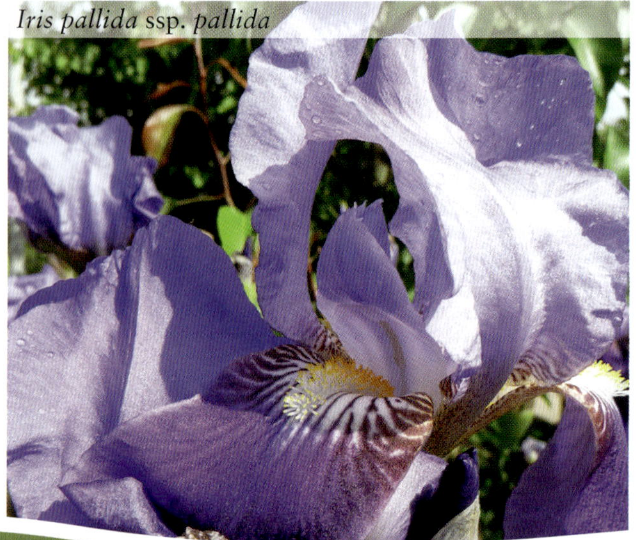
Iris pallida ssp. *pallida*

Anwendung

Der gereinigte und getrocknete Wurzelstock (Rhizom) von *I. pallida* oder *I. germanica* für Teemischungen; für das ätherische Öl wird das Rhizom durch 3-jähriges Einlagern fermentiert, dann erst kann das teure, zart blumig bis herb wurzelig duftende „Luxusöl" gewonnen werden.

Arzneilich nachgewiesene Wirkung

Es liegen keine Ergebnisse zur Wirksamkeit vor.

Wirkung des ätherischen Öls

Das kostbare Öl der Iris wird nur selten wegen der traditionell beschrieben schleimlösenden Wirkung eingesetzt, sondern meist als Parfumduft. Irisöl hat einen festen Platz in der Psychoaromatherapie bei der Begleitung von Menschen in schwierigen Lebenssituationen sowie in der Sterbebegleitung. Der Duft vermittelt einerseits Schutz und hilft andererseits beim Loslassen.

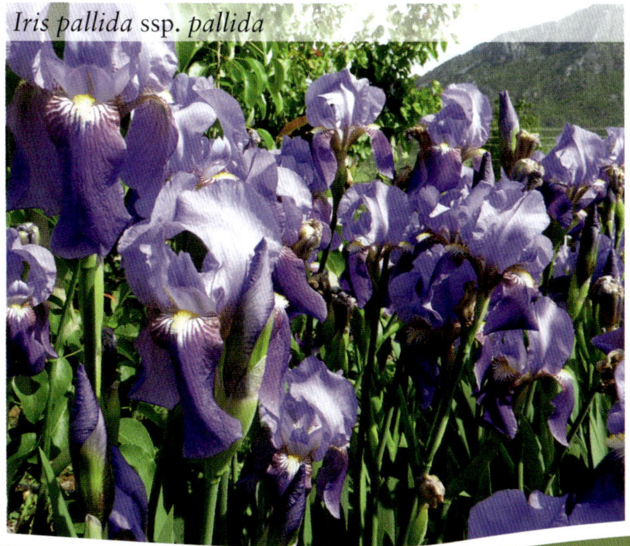

Iris pallida ssp. *pallida*

In der Homöopathie
In der Homöopathie wird überwiegend die *Iris versicolor* L. eingesetzt bei Migräne mit Erbrechen, Durchfall, Verstopfung, Herpes zoster.

Traditionelle Anwendung
In Teemischungen bei Erkältungskankheiten. Die Kommission E befürwortet diese Anwendung nicht. Die Iriswurzel, auch als Veilchenwurzel bezeichnet, gilt als traditionelles Mittel für zahnende Kinder.

Als Lebensmittel
keine Verwendung

Interessantes und Nützliches
Die Bezeichnung „Veilchenwurzel" erhielt die Iriswurzel, weil sie ähnlich duftet wie das Ackerveilchen (*Viola tricolor* L.).

● **Tipp aus dem Kräutergarten**
Zusammen mit anderen duftenden Blüten in Stoffsäckchen eingepackt, trägt Iriswurzel dazu bei, dass diese länger ihren Duft verströmen. Allerdings ist sie sehr teuer.

Notizen

Jasmin, chinesischer –
Jasminum grandiflorum L.

Pflanzensteckbrief

Familie: Ölbaumgewächse, *Oleaceae*
Ursprungsland: Asien, China, Himalaya, Iran
Höhe: 150 cm
Blütezeit, -farbe: Juni bis September; weiß

Standort und Biologie

- halbschattig
- Kübelpflanze
- nährstoffreicher, durchlässiger Boden
- mehrjährig
- Überwinterung im Kalthaus, Zone 8

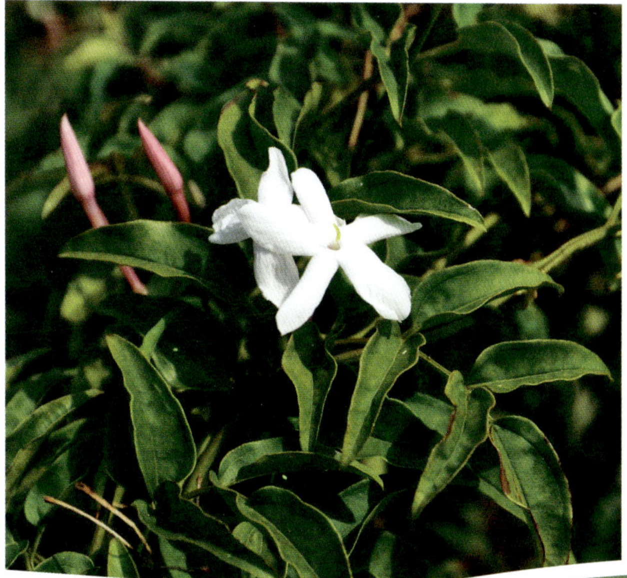

Anwendung

Aus den stark duftenden Blüten wird das Absolue für die Parfümerie und Kosmetikindustrie gewonnen, es duftet verführerisch süß und ist aus der Aromatherapie nicht wegzudenken.

Arzneilich nachgewiesene Wirkung

Es liegen keine Nachweise zur therapeutischen Wirksamkeit vor.

Wirkung des ätherischen Öls

Jasmin wirkt entspannend, schmerzlindernd bei Unterleibsbeschwerden, euphorisierend, angstlösend und beruhigend. Es hat sich in Aromamischungen rund um Kinderwunschthemen, in der Geburtshilfe und der Frauenheilkunde längst bewährt. Es liegen zwar keine wissenschaftlichen Wirksamkeitsbeweise vor, aber reichlich Erfahrungen von Frauen (insbesondere Hebammen).

In der Homöopathie

Echter Jasmin ist nicht zu verwechseln mit dem falschen Jasmin, eine ganz andere Pflanze (*Gelsemium sempervi-*

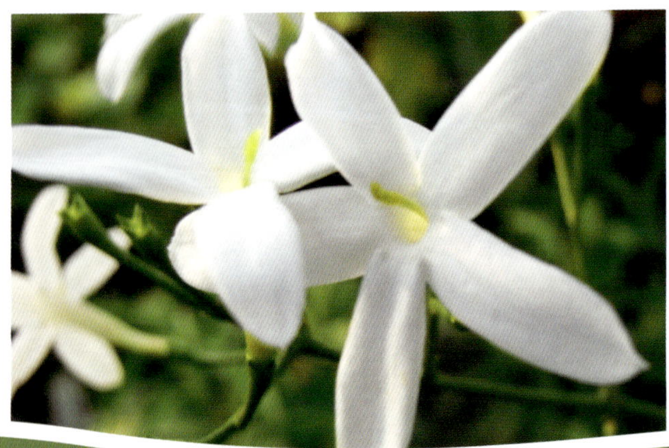

rens (L.) J. St.Hil.), deren Wurzeln und Rhizome für die homöopathische Arznei verwendet werden. Gelsemium wird bei Reise-, Prüfungs-, Rückfallfieber, Kopfschmerzen, Erkältungskrankheiten verwendet – ein Mittel das in die Hausapotheke gehört.

Traditionelle Anwendung
In China wie in Europa angewendet zum Beruhigen und Aphrodisieren, auch gegen leichte Depressionen.

Als Lebensmittel
keine Verwendung

Interessantes und Nützliches
Der Duft der blühenden Pflanze in Innenräumen, z.B. im Winterlager, kann sehr intensiv sein – den einen gefällt das, den anderen „stinkt's".

● Tipp aus der Teeküche
Duftenden Jasmintee können Sie selbst herstellen, indem Sie von Ihrem Jasminstrauch ein bis zwei Blüten pro Kanne mit grünen Tee aufgießen.

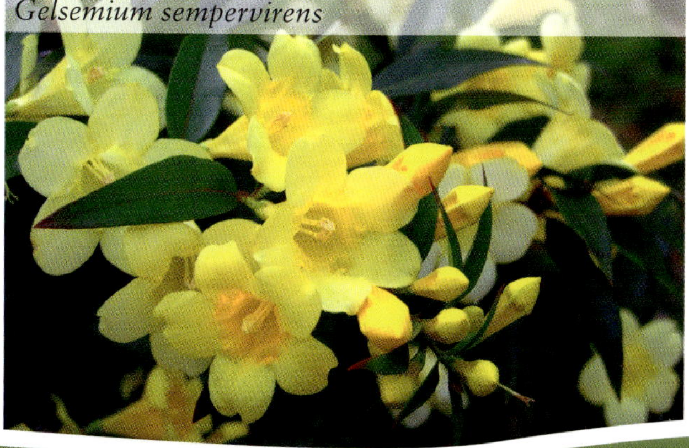
Gelsemium sempervirens

Johanniskraut, Tüpfel-Hartheu – *Hypericum perforatum* L. var. *maculatum*

Pflanzensteckbrief

Familie: *Clusiaceae* (kein dt. Name)
Ursprungsland: Europa, Kleinasien, Sibirien, Nordwestafrika
Höhe: 40–60 cm
Blütezeit, -farbe: Juni bis August; gelb

Standort und Biologie

- sonnig
- Wiese
- magerer, durchlässiger Boden
- mehrjährig
- winterhart, Zone 5
- Bienen- und Insektenpflanze

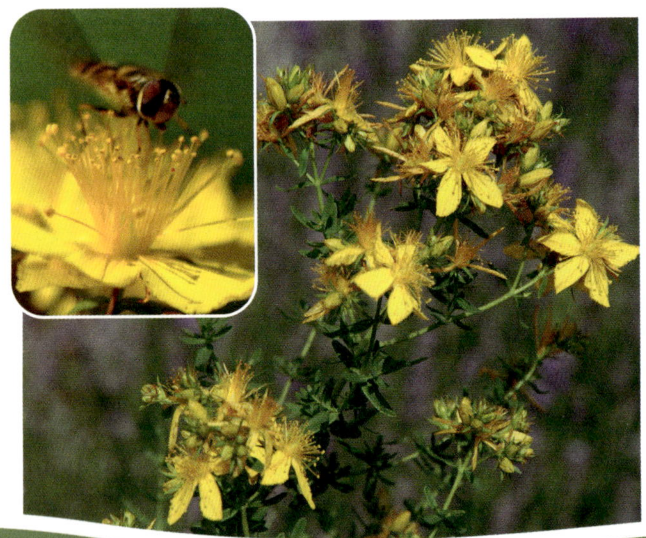

Anwendung

Die oberen Pflanzenteile werden zur Vollblüte geerntet, sowohl für phytotherapeutische Arzneien als auch für das ätherische Öl, und auch zur Herstellung des roten bis braunroten Mazerates in Olivenöl. Auch die Homöopathie verarbeitet das ganze oberiridische Kraut. Das ätherische Öl hat eine krautige, würzig warme Duftnote.

Arzneilich nachgewiesene Wirkung

In hoher Dosierung (900 mg ethanolischer Trockenextrakt pro Tag) wirkt Johanniskraut gegen leichte und mittelschwere Depressionen.

Wirkung des ätherischen Öls

Das teure und eher selten verwendete ätherische Öl wirkt entzündungshemmend, antibakteriell, schmerzlindernd und antiviral. Das fette Johanniskrautöl (Rotöl) wird eingesetzt bei Prellungen, Entzündungen, Verbrennungen und zur Wundheilung. Es hat ähnliche Wirkungen wie das ätherische Öl. Eine antidepressive Wirkung konnte für das „Rotöl“ noch nicht nachgewiesen werden.

In der Homöopathie

Bei Nervenschmerzen der Peripherie, Zahn- und Phantomschmerzen. In mittleren und hohen Potenzen ein Versuch wert bei Hyperaktivität und Traumafolgen. Hypericum darf in keiner Hausapotheke fehlen.

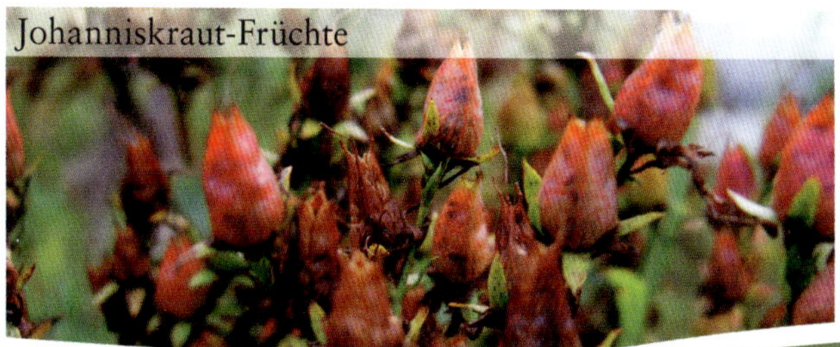

Johanniskraut-Früchte

Traditionelle Anwendung

Bei Melancholie, mild antidepressiv und entzündungshemmend. In niedriger Dosierung wird es in Form von Tee oder Frischpflanzensaft als „Stimmungsaufheller" benutzt. Johanniskrautöl (Rotöl), wird am besten angesetzt mit Olivenöl. Es ist als Einreibung wirksam bei Verbrennungen, Sonnenbrand, Dekubitus, schlecht heilenden Wunden und eignet sich bestens zur Massage.

Als Lebensmittel

keine Verwendung

Interessantes und Nützliches

Unterschiedliche wissenschaftliche Ergebnisse liegen vor zur Phototoxizität von fettem Johanniskrautöl und von Trockenextrakten. Es ist sicher sinnvoll, nach einer Hauteinreibung die Sonneneinwirkung während vier Stunden zu vermeiden, insbesondere bei der zarten Haut von Babys und Kleinkindern.

Ein „Rotöl", das zu drei Teilen aus Blüten und zu einem Teil aus Früchten hergestellt wird, ist bei Neurodermitis besonders wirksam.

● Tipp aus dem Kräutergarten

Bei der Eigenherstellung von „Rotöl" muss darauf geachtet werden, dass echtes Johanniskraut (*Hypericum perforatum* = Tüpfelhartheu) gesammelt wird – es existieren ca. 15 Hypericum-Arten, die alle ähnlich aussehen, aber sehr unterschiedliche Gehalte an wirksamkeitsmitbestimmenden Inhaltsstoffen aufweisen. Selbst von *H. perforatum* existieren 4 Subspecies (Unterarten).

Kamille, echte –
Matricaria recutita (L.) Rauschert

Pflanzensteckbrief

Familie: Korbblütler, *Asteraceae (Compositae)*
Ursprungsland: Europa, Kleinasien, Iran, Kaukasus, West-Sibirien, Nordwestindien
Höhe: 30–40 cm
Blütezeit, -farbe: Mai bis August; weiß

Standort und Biologie

- sonnig
- Wiese, Getreidefeldrand
- mäßig nährstoffreicher, durchlässiger Boden
- einjährig, aussamend
- Zone 5
- Bienen- und Insektenpflanze

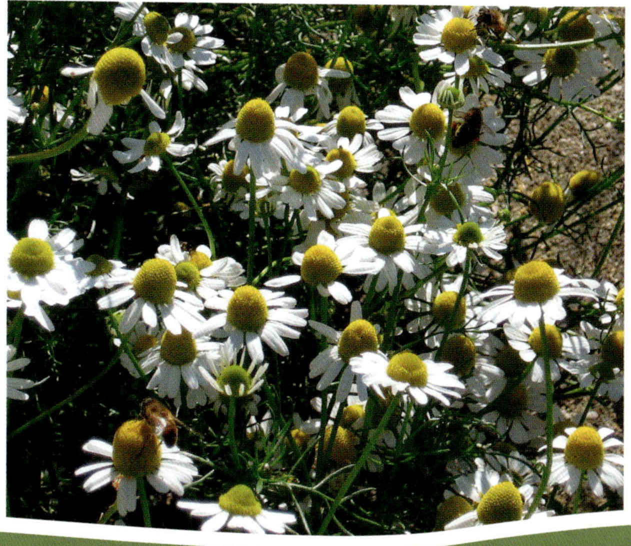

Anwendung

Verwendet werden die Blüten der deutschen Kamille, sowohl in der Kräuterheilkunde als auch für das durch Wasserdampfdestillation gewonnene blaue Kamillenöl mit seinem herb krautig warmen Duft. Das ganze Kraut wird für die Arzneigewinnung in der Homöopathie und für Lebensmittelzwecke verarbeitet.

Arzneilich nachgewiesene Wirkung

Krampflösend, entzündungshemmend, beruhigend. Kamille wirkt heilend bei Wunden und hilft bei krampfartigen Magen-Darm-Beschwerden und Magenschleimhautentzündung.

Wirkung des ätherischen Öls

Entzündungshemmend, wundheilungsfördernd und krampflösend. Die blaue Farbe des ätherischen Öls kommt vom Inhaltsstoff Chamazulen, der erst durch die Destillation entsteht – Vorsicht, es kann schnell zu Blaufärbungen von Holz und Textilien kommen. Das Öl achtsam dosieren, denn es riecht nicht nur intensiv sondern wirkt auch so. Im Zweifel ziehen Sie am besten eine Fachperson hinzu, insbesondere weil auch Verfälschungen vorkommen.

In der Homöopathie

Bei zentralnervösen Störungen, Hysterie, Wundheilungsstörungen und Schmerzen aller Art, mit und ohne Fieber. Sehr bewährt bei zahnenden Kindern, aber auch bei älteren Menschen, die dem Schmerz oft nicht mehr entfliehen können. Chamomilla gehört in jede homöopathische Hausapotheke.

Traditionelle Anwendung

Eingesetzt wegen der entzündungshemmenden Wirkung, z. B. bei Schnupfen, Grippe, Nebenhöhlenentzündungen. Für eine wirksame Kamilleninhalation verstärkt man

den Kamillenaufguss mit 10 ml alkoholischem Kamillenblütenauszug pro Inhalationsgefäß.
Für ein Kräuterkissen ein Leinensäckchen mit getrockneten Kamillenblüten füllen, kurz in kochendes Wasser tauchen und auf die schmerzenden, entzündeten Wunden auflegen – auch geeignet bei entzündetem, „rotem Auge". (Anm.: Zur Augenspülung bei Bindehautentzündung sollte nur eine keimfreie (!) Kamillenblütenlösung angewendet werden, also ein Fertigarzneimittel.)
Für ein Gesichtsdampfbad (1-mal wöchentlich) gleiche Teile Kamillenblüten, Augentrostkraut, Lavendelblüten, Lindenblüten, Rosmarin, Pfefferminze und Schafgarbenblüten mischen, in eine Schüssel geben, mit heißem Wasser aufgießen, dann mit einem Handtuch über dem Kopf über die dampfende Schüssel beugen.
In südeuropäischen Ländern (z.B. Italien) wird gerne 1 Stunde vor dem Schlafengehen oder zum Abschluss eines Barbesuchs eine Tasse kräftiger Kamillentee gegen Einschlafstörungen getrunken.

Als Lebensmittel
Billige Kamillen-Filterbeutel enthalten häufig vor allem Kamillenkraut mit nur 5–10 % Blüten, sind also nur als Lebensmittel zu nutzen.

Interessantes und Nützliches
Achtung! Für die Wildsammlung muss man wissen, dass rund 80 % der wie Kamille aussehenden Blüten keine echte Kamille sind, sondern Arten mit einem völlig anderen Inhaltsstoffspektrum. Die echte Kamille ist am hohlen Blütenboden und am Geruch zu erkennen.

Kamille, römische –

Chamaemelum nobile (L.) All.

Pflanzensteckbrief

Familie: Korbblütler, *Asteraceae (Compositae)*
Ursprungsland: Mittelmeerraum
Höhe: 30 cm
Blütezeit, -farbe: Juni bis September; weiß

Standort und Biologie

- sonnig bis absonnig
- Garten
- magerer, durchlässiger Boden
- mehrjährig
- winterhart, Zone 4
- Bienen- und Insektenpflanze

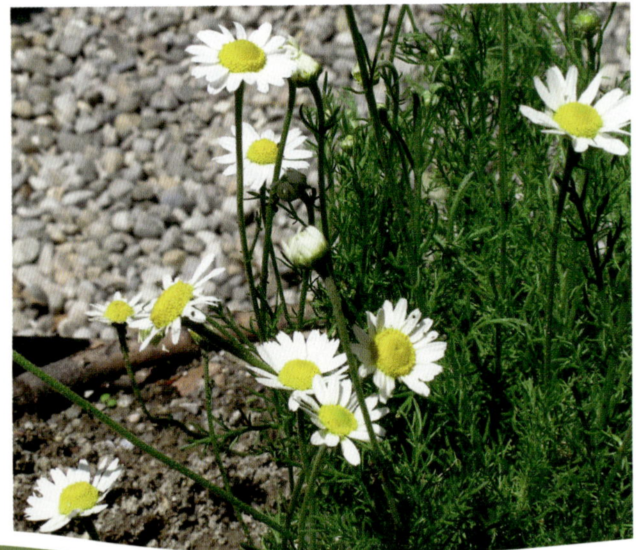

Anwendung

Verwendet werden die Blütenköpfchen der kultivierten, gefülltblütigen Varietät mit überwiegend weißen Zungenblüten für die Kräuterheilkunde. Zur Herstellung des kostbaren, leicht süsslich, intensiv warm und aromatisch duftenden ätherischen Öls wird die gesamte Pflanze zur Blütezeit gesammelt.

Arzneilich nachgewiesene Wirkung

Beruhigend, krampflösend, entzündungshemmend. Als Amarum aromaticum vorwiegend bei stressbedingten Verdauungsstörungen mit Blähungen, bei Übelkeit, Erbrechen und schmerzhaften Monatsblutungen sowie bei Mundschleimhautentzündungen verwendet.

Wirkung des ätherischen Öls

Entzündungshemmend, schmerzlindernd, sehr beruhigend und antidepressiv sowie angstlösend. Das Öl der römischen Kamille wird gerne bei Beschwerden mit psychischen Ursachen verwendet.

In der Homöopathie

keine Verwendung

Traditionelle Anwendung

beruhigend, karminativ, zur Haarwäsche

Als Lebensmittel

keine Verwendung

Interessantes und Nützliches

Achtung! Bei Berührung der Pflanze können allergische Reaktionen auftreten. Das ätherische Öl wird nur sehr sparsam verwendet und hat zum Unterschied zur „echten“ Kamille einen hohen Gehalt an Estern (bis 80 %). Vorsicht ist immer geboten.

Das Kamillenöl Römisch enthält kein blaues Chamazulen (vgl. echte Kamille).

Zur Haarpflege werden drei Esslöffel Blüten mit 1 Liter kochendem Wasser übergossen. 30 Min. ziehen lassen, abseihen und zusammen mit einem Shampoo die Haare waschen.

● **Tipp aus dem Kräutergarten**
Wenn die Pflanze im Garten wächst, am besten in Nasenhöhe platzieren, ihr Duft ist einfach ein Traum. Es gibt neben der natürlichen, einfachblühende Sorte noch die gefüllt blühende („Flore Pleno“), die niedrieger ist, und die englische Rasenkamille (Treneague), die keine Blüten bildet und sich gut für Duftrasen und Duftbänke eignet.

Notizen

Kapuzinerkresse – *Tropaeolum majus* L.

Pflanzensteckbrief

Familie: Kapuzinerkressengewächse, *Tropaeolaceae*
Ursprungsland: Peru, Equador
Höhe: kompakte Sorten 20 cm, rankend bis zu 3 m
Blütezeit, -farbe: Juni bis Oktober; gelb, orange, rot

Standort und Biologie
- sonnig
- Kulturpflanze
- nährstoffreicher, durchlässiger Boden
- ein- bis mehrjährig
- Überwinterung im temperierten Haus, Zone 9

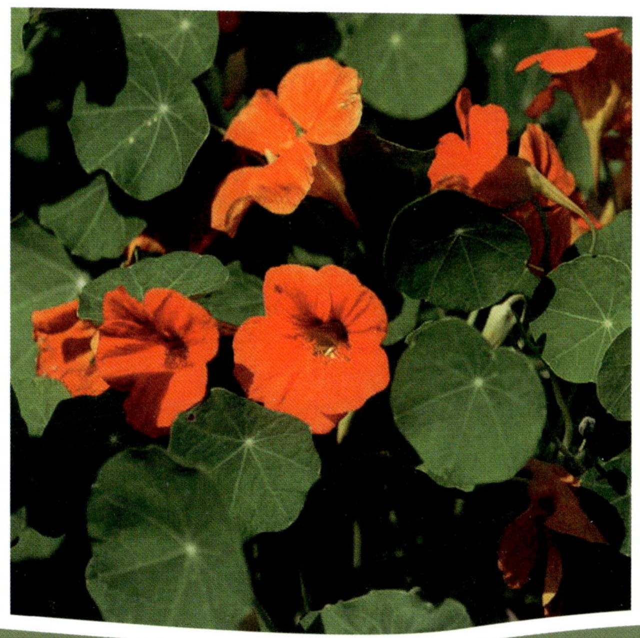

Anwendung

Verwendet werden sowohl das frische wie das getrocknete Kraut, die frischen Blüten und der Frischpflanzenpresssaft.

Arzneilich nachgewiesene Wirkung

Der Frischpflanzenpresssaft und das getrocknete Kraut als Pulver werden bei Infekten der ableitenden Harnwege sowie bei Katarrhen der oberen Luftwege angewendet, da die Pflanze bakteriostatisch und virostatisch sowie antimykotisch und durchblutungsfördernd wirkt. Die vorhandenen Senfölglykoside sind sowohl gegen grampositive als auch gramnegative Bakterien wirksam.

Wirkung des ätherischen Öls

keine Verwendung

In der Homöopathie

keine Verwendung

Traditionelle Anwendung

Traditioneller Einsatz als harntreibendes Mittel, vor allem zur sog. Frühjahrskur. Die äußerliche Anwendung gegen Pilzinfektionen ist heute noch mancherorts bekannt. Eine Sommererkältung überwinden Sie schneller, wenn Sie 10 Blätter Kapuzinerkresse als Salat am Tag essen.

Als Lebensmittel

Die Blüten und Blätter eignen sich für Salate, als Rohkost, Brotbelag und zum Mischen mit Quark. Bitte nur kleine Mengen verwenden, die Senfölglykoside können zu Magen- und Darmreizungen führen.

Interessantes und Nützliches

Achtung! Die Pflanze kann Haut- und Schleimhautirritationen oder Kontaktekzeme auslösen. Nicht verwenden bei Gastritis und in der Schwangerschaft.

Tipp aus dem Kräutergarten

Kapuzinerkresse ist eine schnellwachsende, den Sommer über blühende Pflanze, die gerne als Füllpflanze in Blumentrögen verwendet wird, sofern die Schnecken die jungen Pflanzen nicht vernichten. Die robusten älteren Pflanzen schmecken den Tieren dann nicht mehr.

Notizen

Katzenbart; indischer Nierentee –

Orthosiphon aristatus (Blume) Miq.

Pflanzensteckbrief

Familie: Lippenblütler, *Lamiaceae*
Ursprungsland: Südostasien, Nordaustralien
Höhe: 80 cm
Blütezeit, -farbe: Juli bis August; weiß

Standort und Biologie

- sonnig
- Kübelpflanze
- mäßig nährstoffreicher, leicht sauer, durchlässiger Boden
- mehrjährig
- Überwinterung bei mind. 18 °C

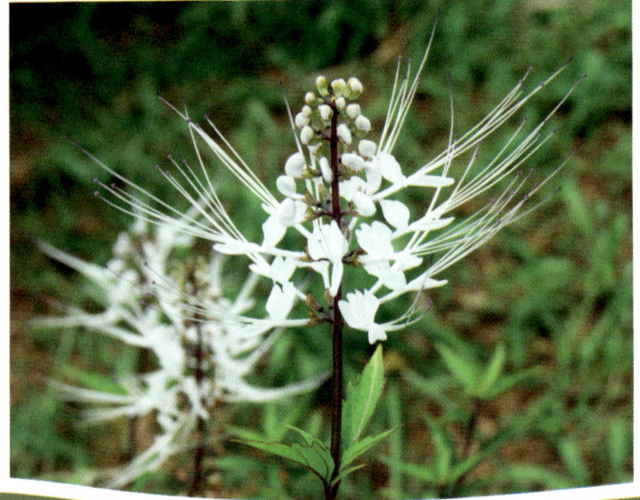

Anwendung

Die getrockneten Blätter werden verarbeitet.

Arzneilich nachgewiesene Wirkung
Antimikrobielle, entzündungshemmende und deutliche harntreibende Wirkung, die zur sog. Durchspülungstherapie eingesetzt wird.

Wirkung des ätherischen Öls
keine Verwendung

In der Homöopathie
keine Verwendung

Traditionelle Anwendung
schwach krampflösend, bei Harnwegserkrankungen

Als Lebensmittel
keine Verwendung

Interessantes und Nützliches
Die Blüten mit vier weit herausragenden, blauvioletten Staubblättern und langen Griffeln gaben der Pflanze die indonesische Bezeichnung Kumis-Kuting = Katzenbart.

● **Tipp aus der Teeküche**
Bei Durchspülungstherapien müssen mindestens 2 Liter Flüssigkeit am Tag getrunken werden.

Notizen

Kermesbeere, amerikanische –

Phytolacca americana L.
früher: *Phytolacca decandra* L.

Pflanzensteckbrief

Familie: Kermesbeerengewächse, *Phytolaccaceae*
Ursprungsland: Nordamerika
Höhe: 80 – 100 cm
Blütezeit, -farbe: Juni bis August; rot

Standort und Biologie

- halbschattig
- Waldrand
- durchlässiger, frischer Boden
- mehrjährig
- winterhart, Zone 4

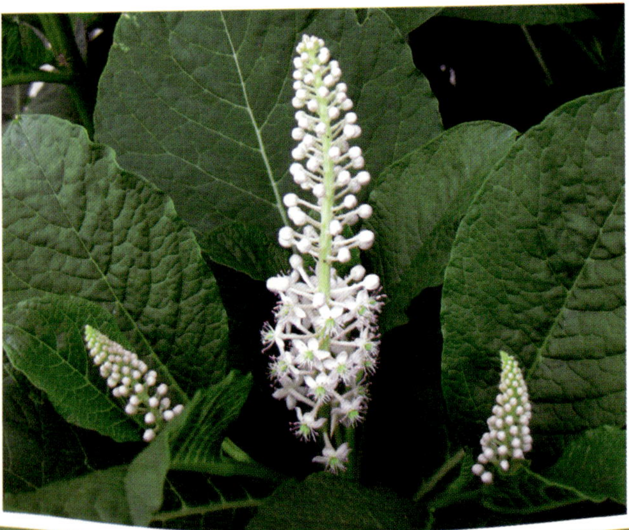

Anwendung

In der Kräuterheilkunde werden sowohl die Früchte als auch die Wurzeln verarbeitet, während für die homöopathische Arznei nur die im Herbst gesammelten frischen Wurzeln verwertet werden.

Arzneilich nachgewiesene Wirkung

Keine wissenschaftlichen Ergebnisse zur Wirksamkeit bekannt.

Wirkung des ätherischen Öls

keine Verwendung

In der Homöopathie

Bei Schwellungen und Verhärtungen des Lymphsystems, z.B. von Mandeln oder Brustdrüsen. Phytolacca ist in Erkältungszeiten sehr hilfreich und *die* Arznei in der Stillzeit bei Milchproblemen und Brustentzündungen.

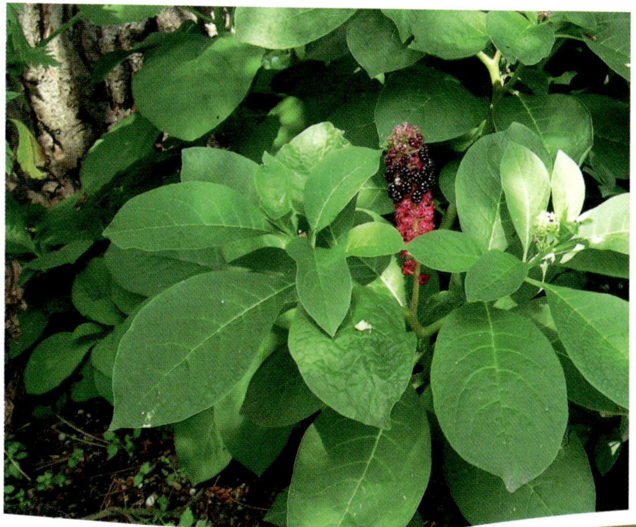

Sie sollte in einer naturheilkundlichen Hebammentasche nicht fehlen. In der Selbstbehandlung sollte sie nur mit exaktem Nachlesen benutzt werden, denn sie ist sehr potenzabhängig in der Wirkung und kann die Milchmenge entsprechend reduzieren oder umgekehrt fördern.

Traditionelle Anwendung
entzündungshemmend, in Europa aber wenig bekannt.

Als Lebensmittel
Die Beeren der essbaren Kermesbeere *(Phytolacca esculenta = P. acinosa)* werden für Früchtebecher oder Früchtecocktails wegen des Vitamin-C-Gehaltes verwendet.

Interessantes und Nützliches
Giftig! Die *Phytolacca decandra* ist als schwach giftig einzustufen; insbesondere die frischen Früchte in der Frühschwangerschaft nicht verwenden.

● Tipp aus dem Kräutergarten
Die Schnecken benötigen wohl auch einen der Wirkstoffe, so dass die junge Kermesbeerenstaude es schwer hat zu überleben.

Notizen

___

___

___

Knoblauch, echter –

Allium sativum L. var. *sativum*

Pflanzensteckbrief

Familie: Lauchgewächse, *Alliaceae*
Ursprungsland: Zentralasien
Höhe: 60 cm
Blütezeit, -farbe: Juli bis August; weiß

Standort und Biologie

- sonnig
- Garten
- nährstoffreicher, frischer, durchlässiger Boden
- mehrjährig
- winterhart, Zone 7
- Bienen- und Insektenpflanze

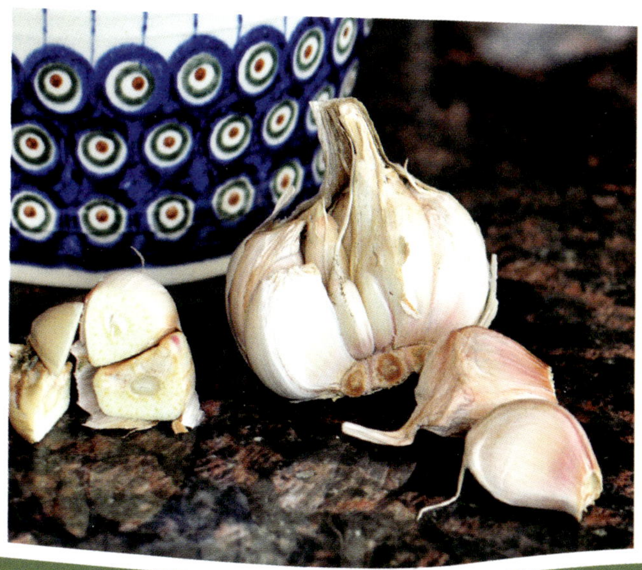

Anwendung

Es wird die Knoblauchzwiebel, bestehend aus der Hauptzwiebel und den „Zehen“, verwendet, am besten frisch.

Arzneilich nachgewiesene Wirkung

Bei ausreichender Dosierung (d. h. ca. 4 g frischer Knoblauch täglich) wirksam gegen moderat erhöhte Blutfettwerte und zur Arteriosklerosevorbeugung, keimhemmend gegenüber unerwünschten Darmbakterien. Die Wirksamkeit ist abhängig vom Alliin- bzw. Allicingehalt.

Wirkung des ätherischen Öls

keine Verwendung

In der Homöopathie

keine Verwendung

Traditionelle Anwendung

Zur Prophylaxe gegen Erkältungskrankheiten. Dem Knoblauch werden seit der Antike aber auch krampflösende und auswurffördernde Wirkungen nachgesagt.

Als Lebensmittel

Vielseitige Verwendung in der Küche. Wird frischer unzerkleinerter Knoblauch in Essig oder Obstler eingelegt, kommt es nicht zu dem typischen Knoblauchgeruch.

Interessantes und Nützliches

Frauen mit starken Monatsblutungen ist zu raten, während dieser Tage keinen Knoblauch zu essen, da seine blutverdünnnende Wirkung nicht zu unterschätzen ist. Menschen, die regelmäßig Antikoagulantien nehmen müssen, können Wechselwirkungen erleben.

● Tipp aus dem Kräutergarten

Knoblauch im Garten zwischen Rosen oder anderen Blumen vertreibt mit seinem Geruch Mäuse und andere Wurzelnager.

Koriander – *Coriandrum sativum* L.

Pflanzensteckbrief

Familie: Doldengewächse, *Apiaceae (Umbelliferae)*
Ursprungsland: alte Kulturpflanze, aber Ursprungsland nicht mehr bekannt, wahrscheinlich östliches Mittelmeergebiet und Ostasien
Höhe: 100 cm
Blütezeit, -farbe: Juni bis August; weiß

Standort und Biologie
- sonnig
- Garten
- nährstoffreicher, durchlässiger, normaler Gartenboden
- Fruchtwechsel beachten
- ein- bis zweijährig
- Zone 5

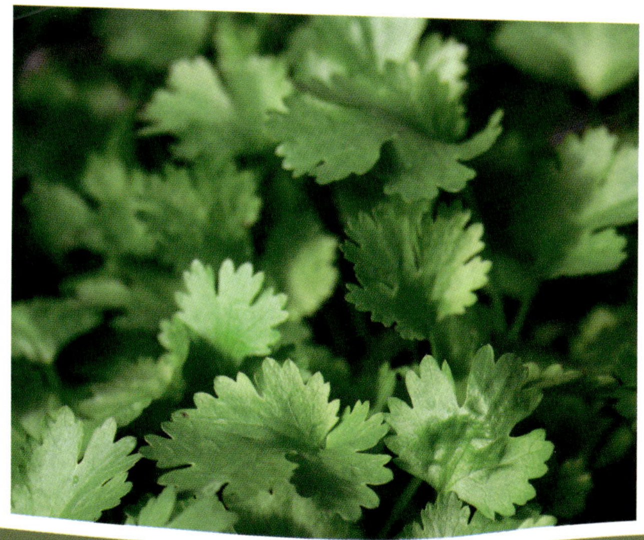

Anwendung

Die reifen, getrockneten Früchte (Samen) werden für die Kräuterheilkunde und zur Gewinnung des ätherischen Öls verarbeitet. Das Öl riecht kräftig angenehm aromatisch bis moschusartig.

Arzneilich nachgewiesene Wirkung

Bei Appetitlosigkeit und Durchfall, krampflösende, blähungslindernde und antimikrobielle Wirkung, gegen Juckreiz. Ölige Zubereitungen werden zur Bauchmassage bei Kleinkindern angewendet.

Wirkung des ätherischen Öls

Wie unter „Arzneilich nachgewiesene Wirkung“ beschrieben, zusätzlich wird es auch noch als Aphrodisiakum, zur Schmerzlinderung bei Arthrose und bei Schwächezuständen eingesetzt.

In der Homöopathie

keine Verwendung

Traditionelle Anwendung

Verdauungsfördernd, appetitanregend. Die Früchte werden seit der Antike zur Behandlung von Wunden und Verbrennungen verwendet und das ätherische Öl traditionell bei Gelenkschmerzen, was durch jüngere Studien bestätig wurde.

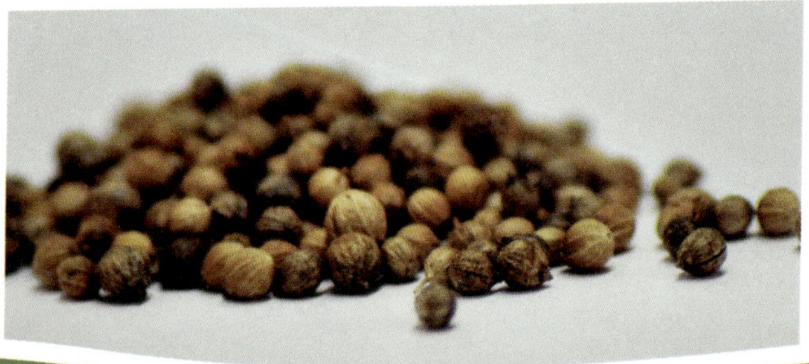

Als Lebensmittel

Koriander ist ein Bestandteil des Currygewürzes. In der asiatischen und südamerikanischen Küche werden vor allem blattreiche Sorten und auch deren Blätter verwendet, während im europäischen Raum vorwiegend die Früchte von Koriander verarbeitet werden.

Interessantes und Nützliches

Das Kauen von Korianderfrüchten soll Mundgeruch nach Knoblauchgenuss mindern. Nach einer Öleinreibung mit Koriander sollte kein Sonnenbad genommen werden, da es zu Hautreizungen kommen kann, allerdings hat eine 2%ige Creme im Patchtest keine Unverträglichkeit gezeigt. Wieder einmal bestätigt sich der Satz des Paracelsus: „Die Dosis macht ein Ding zum Gift".

Beschrieben werden auch Anwendungen zur Amalgamausleitung (Methode nach Dr. Klinghardt).

● Tipp aus dem Kräutergarten

Koriander möchte gerne etwas kühl stehen.

Notizen

Kornblume – *Centaurea cyanus* L.

Pflanzensteckbrief

Familie: Korbblütler, *Asteraceae (Compositae)*
Ursprungsland: Europa, naher Osten
Höhe: 30–60 cm
Blütezeit, -farbe: Juni bis Oktober; blau

Standort und Biologie

- sonnig
- Wiese
- mäßig nährstoffreicher, durchlässiger, frischer Boden
- einjährig
- Zone 7
- Bienen- und Insektenpflanze

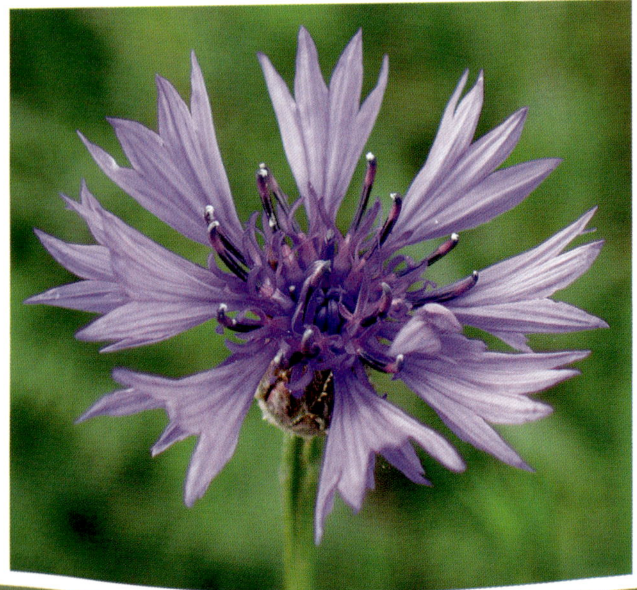

Anwendung

Verwendet werden die Blütenköpfe.

Arzneilich nachgewiesene Wirkung

Es liegen keine wissenschaftlichen Wirksamkeitsbelege vor.

Wirkung des ätherischen Öls

keine Verwendung

In der Homöopathie

keine Verwendung

Traditionelle Anwendung

Der Kornblume werden verdauungsfördernde, leberanregende und bei Menstruationsschmerzen entkrampfende Wirkungen zugeschrieben.

Als Lebensmittel

keine Verwendung

Interessantes und Nützliches

Die blauen Blüten dienen in Teemischungen gerne als Schmuckdroge, aus ihnen wird auch ein Naturfarbstoff gewonnen.

● **Tipp aus dem Kräutergarten**

Die blauen Blüten sind beliebt als schmückende Trockenblumen, dazu müssen sie aber im Dunkeln trocknen.

Notizen

Krauseminze, Nanaminze –

Mentha spicata L. ssp. *spicata*

Pflanzensteckbrief

Familie: Lippenblütler, *Lamiaceae*
Ursprungsland: Nordafrika
Höhe: 60 cm
Blütezeit, -farbe: Juli bis September; unscheinbar zartweiß

Standort und Biologie

- halbschattig
- Bach, Wiese, Garten
- nährstoffreicher, durchlässiger Boden
- mehrjährig
- winterhart, Zone 5
- Bienen- und Insektenpflanze

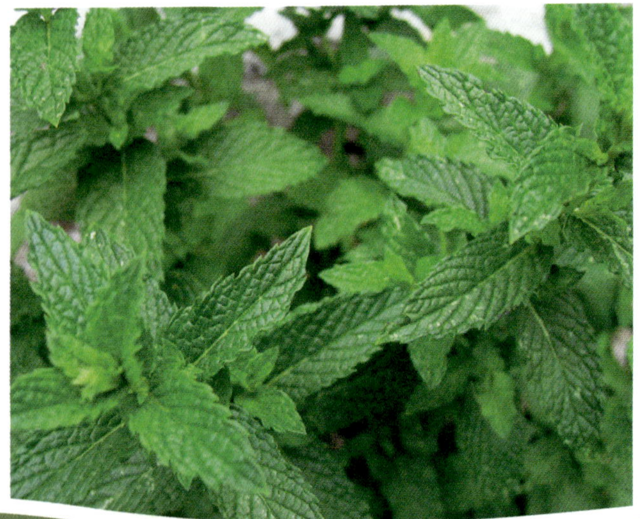

Anwendung

Verwendet werden die frischen oder getrockneten, während der Blütezeit geerneteten Blätter zur Gewinnung des milden, aber doch frisch duftenden Nanaminzöls.

Arzneilich nachgewiesene Wirkung

Krauseminze ist ähnlich wie die Pfefferminze ein hilfreiches Magenmittel und lindert Blähungen.

Wirkung des ätherischen Öls

Das ätherische Öl wird als Aromatisierungsmittel z. B. in Zahnpasten und Kaugummis eingesetzt (Spearmint-Kaugummi).

In der Homöopathie

keine Verwendung

Traditionelle Anwendung

Der Tee wird ähnlich wie Pfefferminze verwendet, ist aber etwas milder.

Als Lebensmittel

Wird gerne für verschiedene Lebensmittel als Dekoration verwendet, die auch zum Verzehr geeignet ist.

Interessantes und Nützliches

Die Krauseminze, auch Marokkominze genannt, wuchert wie alle Minzen im Garten. Diese werden deswegen gerne in großen Kübeln kultiviert, die auch im Beet versenkt werden können. Durch die Eingrenzung verschwinden sie dann allerdings nach 2–3 Jahren. Nanaminzöl riecht milder und lieblicher als das typische Pfefferminzöl der *Mentha piperita* (s. S. 210 ff.) und wirkt auch nicht kühlend, da es anstelle von Menthol das nach Kümmel riechende L-Carvon (40–80 %) enthält.

● Tipp aus dem Kräutergarten

Ein Blättchen Krauseminze gekaut ist wie ein schneller, frischer Kaugummigenuss.

Kreuzkümmel – *Cuminum cyminum* L.

Pflanzensteckbrief

Familie: Doldengewächse, *Apiaceae (Umbelliferae)*
Ursprungsland: Europa, Zentralasien, Nordafrika
Höhe: 60 cm
Blütezeit, -farbe: Juni bis Juli, weiß, rosa

Standort und Biologie

- sonnig
- Wegrand
- mäßig nährstoffreicher, durchlässiger Boden, Fruchtwechsel beachten
- einjährig, Zone 8
- Bienen- und Insektenpflanze

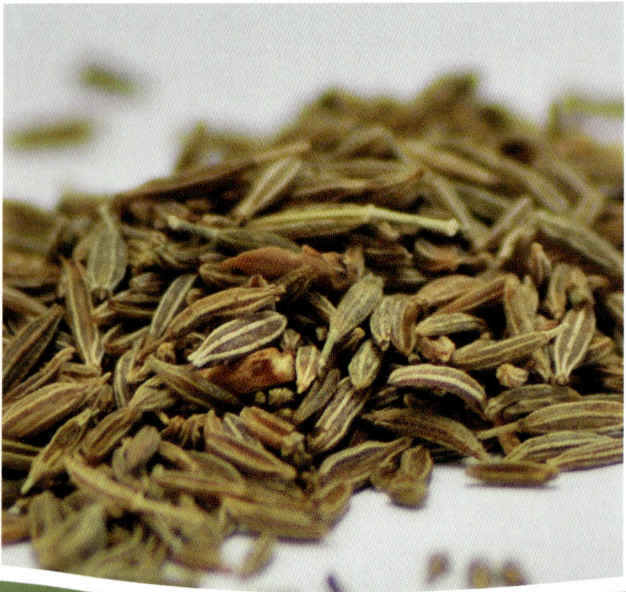

Anwendung

Die Früchte werden in Asien als Gewürz und auch zur Gewinnung des ätherischen Öls verwendet. Das Öl hat eine leicht bittere, warm würzige Duftnote.

Arzneilich nachgewiesene Wirkung
Es liegen keine wissenschaftlichen Untersuchungen vor.

Wirkung des ätherischen Öls
Entkrampfend, die Darmtätigkeit anregend, beruhigend bis schwach narkotisierend, schleimlösend bei Husten. In der Aromatherapie bewährt als Bestandteil des „Vier-Winde-Öls" für Jung und Alt.

In der Homöopathie
keine Verwendung

Traditionelle Anwendung
Wirkt verdauungsfördernd als Gewürz.

Als Lebensmittel
Aus der asiatischen und nordafrikanischen Küche als Gewürz nicht wegzudenken, wird als Gewürz auch als Mutterkümmel oder Cumin bezeichnet.

Interessantes und Nützliches
Zu hoch dosiert in einer Massage- oder Körperölmischung kann es bei Sonneneinstrahlung zu Flecken auf der Haut kommen, deshalb nach einer Einreibung kein Sonnenbad nehmen.

● **Tipp aus der Kräuterküche**
Kreuzkümmel ist eine Komponente im Currypulver.

Küchenschelle, gewöhnliche – *Pulsatilla vulgaris* Mill. ssp. *vulgaris*

Pflanzensteckbrief

Familie: Hahnenfußgewächse, *Ranunculaceae*
Ursprungsland: Europa ohne britische Inseln und Süditalien
Höhe: 20 cm
Blütezeit, -farbe: April; violett, selten weiß

Standort und Biologie

- sonnig
- Gebirge
- magerer, durchlässiger, kalkhaltiger Boden
- mehrjährig
- winterhart, Zone 5

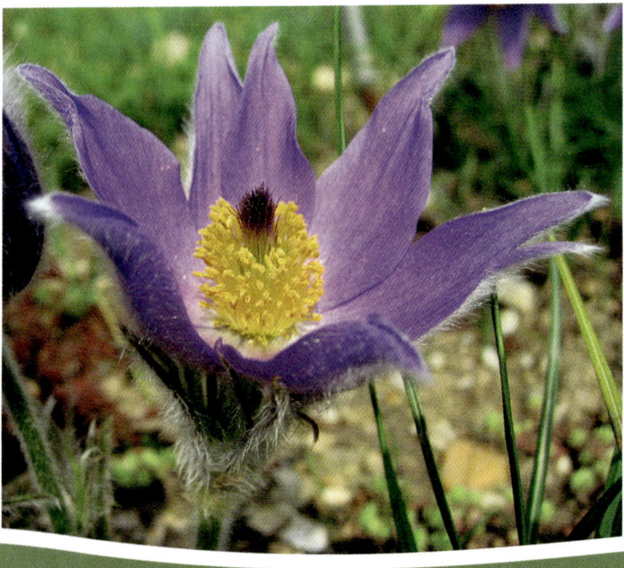

Anwendung

Die frische, ganze Pflanze zur Blütezeit geerntet ist Ausgangsstoff für die homöopathische Arznei.

Arzneilich nachgewiesene Wirkung
Die Kommission E hat eine negative Monographie verabschiedet, da bei allopathischen Anwendungen das Risiko größer ist als der Nutzen.

Wirkung des ätherischen Öls
keine Verwendung

In der Homöopathie
Bei Stimmungsschwankungen, Erkältungen, Menstruationsbeschwerden. Pulsatilla ist *die* Arznei für die Frau, in der Schwangerschaft, bei der Geburt, in der Stillzeit bis in die Wechseljahre, unter fachkundiger Aufsicht in tiefen und vor allem in höheren Potenzen. Homöopa-

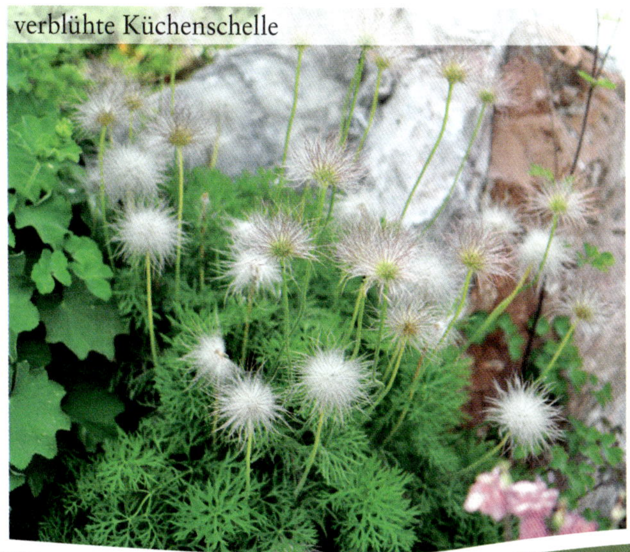
verblühte Küchenschelle

thisch arbeitende Hebammen haben sie immer zur Hand und in der Hausapotheke ist Pulsatilla eine wichtige Arznei, auch für Kinder. Im Hausgebrauch und bei Schwangeren dürfen keine niedrigen Potenzen ohne fachkompetente Absprache verwendet werden!

Traditionelle Anwendung
Keine Anwendung in der Volksheilkunde aufgrund drastischer unerwünschter Nebenwirkungen, wie Haut- und Schleimhautreizungen, Durchfall und zentralnervöse Störungen sowie Aborte und starke Reizungen den ableitenden Harnwege und Nieren.

Als Lebensmittel
keine Verwendung

Interessantes und Nützliches
Giftig! Vorsicht: Für Hunde kann der frische Pulsatillapflanzensaft tödlich sein.

● Tipp aus dem Kräutergarten
Im Garten eine der ersten Blüten nach einem schneereichen Winter, darf in keinem Steingarten fehlen. Die verblühten Büschel der Küchenschelle sind ein schöner Blumenschmuck.

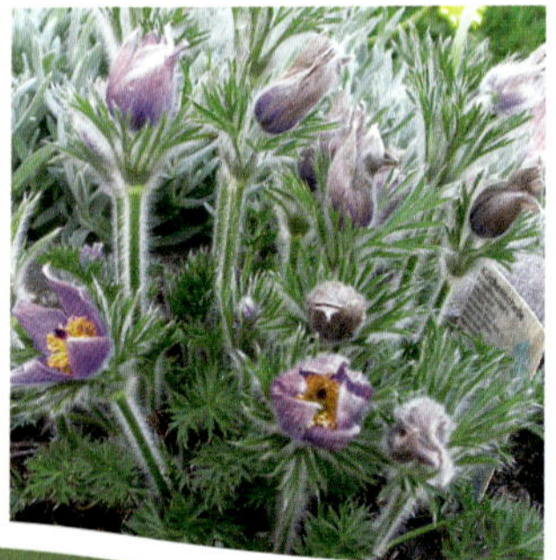

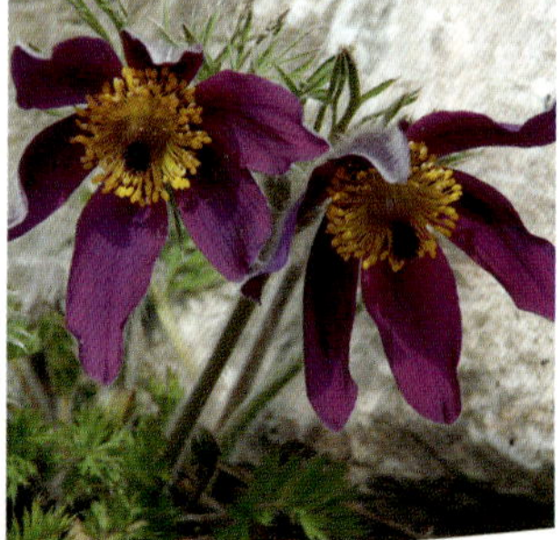

Kümmel – *Carum carvi* L.

Pflanzensteckbrief

Familie: Doldengewächse, *Apiaceae (Umbelliferae)*
Ursprungsland: Europa ohne britsiche Inseln, Kleinasien, Kaukasus, Nordasien
Höhe: 50 cm
Blütezeit, -farbe: Mai bis Juni; weiß

Standort und Biologie

- sonnig
- Wegesrand, Bach, Wiese
- mäßig nährstoffreicher, durchlässiger Boden, Fruchtwechsel beachten
- zweijährig
- Zone 3
- Bienen- und Insektenpflanze

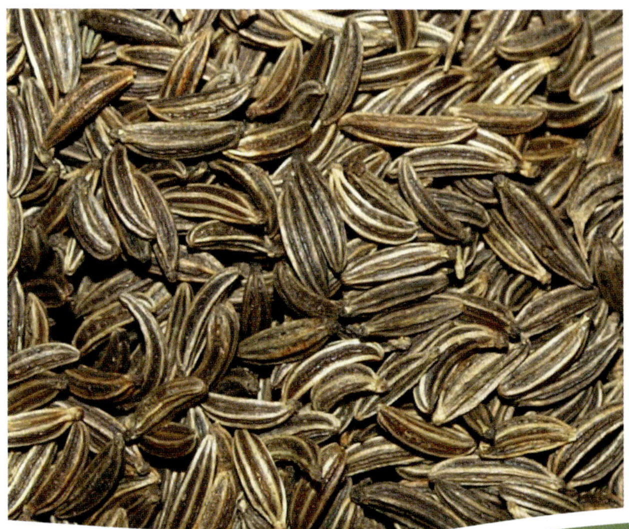

Anwendung

Die reifen Spaltfrüchte (Teilfrüchte) der urspünglichen Doppelachäne werden verwendet, sowohl für den Tee wie auch für die Gewinnung des ätherischen Öls, das intensiv, warm, süßlich würzig riecht.

Arzneilich nachgewiesene Wirkung

Der Kümmel, als Tee oder als ganze Frucht gekaut, wirkt vorbeugend gegen Verdauungsprobleme und lindernd bei Blähungen.

Wirkung des ätherischen Öls

Blähungswidrig, schleimlösend und galleflussfördernd. Das Kümmelöl wird traditionell bei Säuglingen zur Baucheinreibung verwendet, natürlich nur verdünnt (wie alle ätherischen Öle). Es gibt entsprechende fertige Aromamischungen.

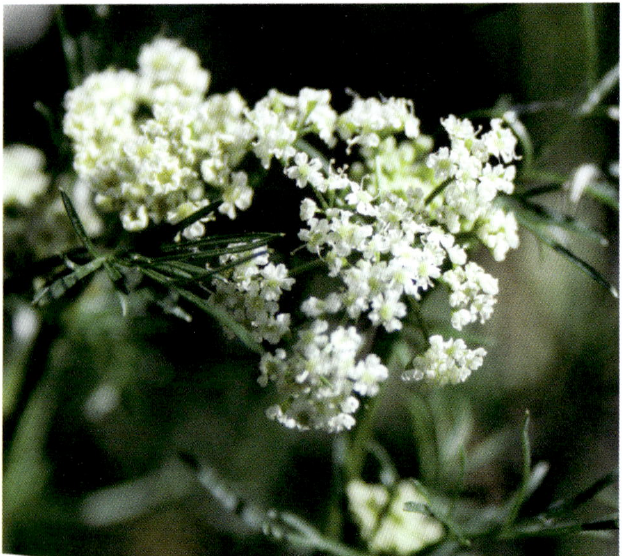

In der Homöopathie
keine Verwendung

Traditionelle Anwendung
Antibakteriell, auswurffördernd, bei Husten mit zähflüssigem Schleim, zur Förderung der Milchmenge.

Als Lebensmittel
Der Kümmel eignet sich als Gewürz, besonders in schwer verdaulichen Speisen, z. B. Weißkraut oder Sauerkraut. Er ist auch beliebt als Brotgewürz.

Interessantes und Nützliches
Vor der Zubereitung eines Kümmeltees müssen die Früchte angestoßen werden.
Wohltuend ist der Kümmelschnaps nach zu üppigen oder fetten Mahlzeiten, da darin relativ viel ätherisches Öl enthalten ist.

● **Tipp aus dem Kräutergarten**
Kümmel ist immer häufiger auch wildwachsend zu finden, aber schwierig zu erkennen. Er wird oft verwechselt, z. B. mit der Hundspetersilie (*Aethusa cynapium* L.).

Notizen

______

______

______

Lavandin, englischer –

Lavandula x *intermedia* Loisel.
Eine Kreuzung aus *Lavandula angustifolia* Mill. und *L. latifolia* Med.

Pflanzensteckbrief

Familie: Lippenblütler, *Lamiaceae*
Ursprungsland: Frankreich, Mittelmeerregion; in Frankreich verwildert in Bergregionen über 1000 m
Höhe: 60–80 cm
Blütezeit, -farbe: Juni bis August; blau

Standort und Biologie

- sonnig
- Garten
- magerer, durchlässiger, kalkhaltiger Boden
- mehrjährig
- winterhart, Zone 5
- Bienen- und Insektenpflanze

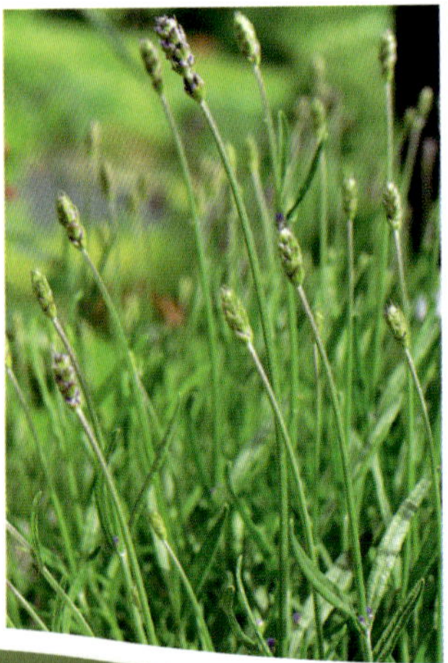

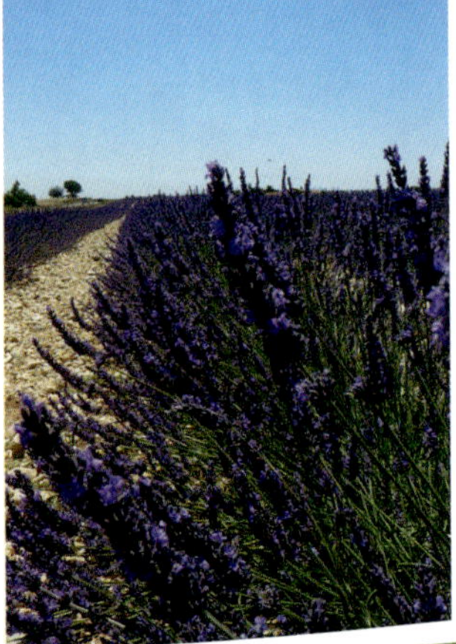

Anwendung

Die Blütenrispen werden in der Vollblütezeit mittags gesammelt um daraus das spritzige, frische Lavandinöl zu gewinnen.

Arzneilich nachgewiesene Wirkung
Keine Untersuchungen durchgeführt, aber es darf davon ausgegangen werden, dass die Wirkungen ähnlich sind wie bei den Blüten des echten Lavendels (*Lavandula angustifolia* Mill., s. S. 165 ff.).

Wirkung des ätherischen Öls
antibakteriell, antiviral, entzündungshemmend, wundheilungsfördernd, tonisierend, vitalisierend

In der Homöopathie
keine Verwendung

Traditionelle Anwendung
Wird in Frankreich ähnlich wie die Blüten von *Lavandula angustifolia* verwendet.

Als Lebensmittel
keine Verwendung

Interessantes und Nützliches
Lavandin wird in der Provence in ca. 600 m Höhe auf großen Flächen angebaut. Das ätherische Öl ist kostengünstiger als das vom echten Lavendel, da die Pflanze mehr ätherisches Öl enthält, das aber weniger Linalylacetat enthält und daher weniger wirksam ist. Auf den Ölfläschchen im Handel wird sie oft als *Lavandula hybrida* bezeichnet.

Achtung! Nicht verwenden in der Schwangerschaft und im 1. Lebensjahr sowie bei Asthmatikern, denn Lavandinöl enthält Kampfer in höheren Mengen, diese können unerwünschte Nebenwirkungen auslösen.

Asthmatiker sollten generell vorsichtig sein mit Lavandinblüten und ihre Stoffsäckchen zum Mottenvertreiben besser mit den Blüten des echten Lavendels füllen. Äußerlich unterscheiden sich beide Arten dadurch, dass Lavandin eine hohe Blütenrispe und eine Scheinähre bildet.

● Tipp aus dem Kräutergarten

Lavandin ist eine Kreuzung (das zeigt das x im botanischen Namen), welche weniger Probleme bei der Kultivierung macht als der echte Lavendel.

Lavandin

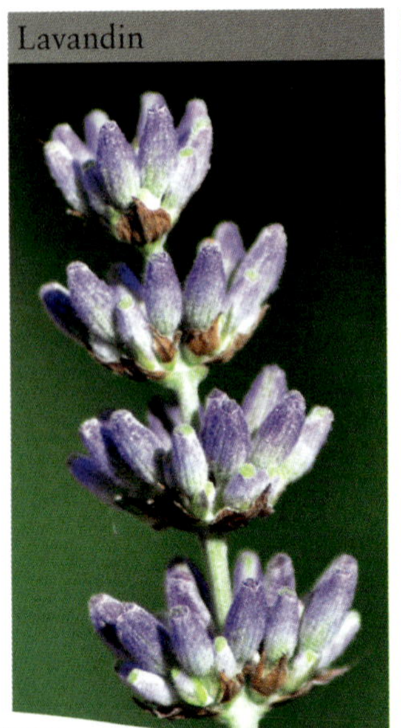

Lavendel

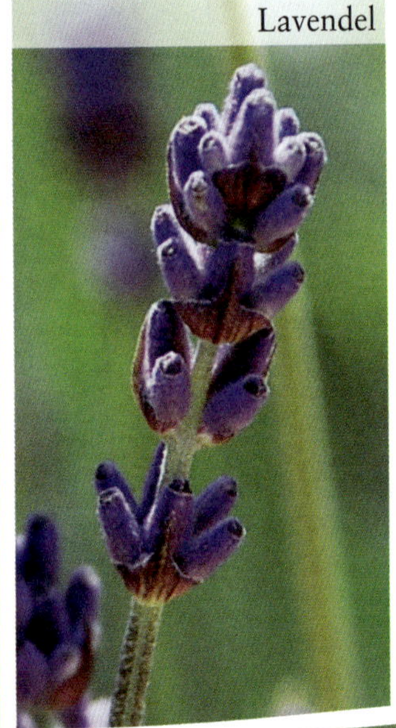

Lavendel, echter –

Lavandula angustifolia ssp. *angustifolia* Chaix ex Vill.

früher: *Lavandula officinalis, Lavandula vera*

Pflanzensteckbrief

Familie: Lippenblütler, *Lamiaceae*
Ursprungsland: Frankreich, Mittelmeerregion
Höhe: 30 – 50 cm
Blütezeit, -farbe: Juni bis August; blau

Standort und Biologie

- sonnig
- Garten
- magerer, durchlässiger Kalkboden
- mehrjährig
- winterhart, Zone 7
- Bienen- und Insektenpflanze

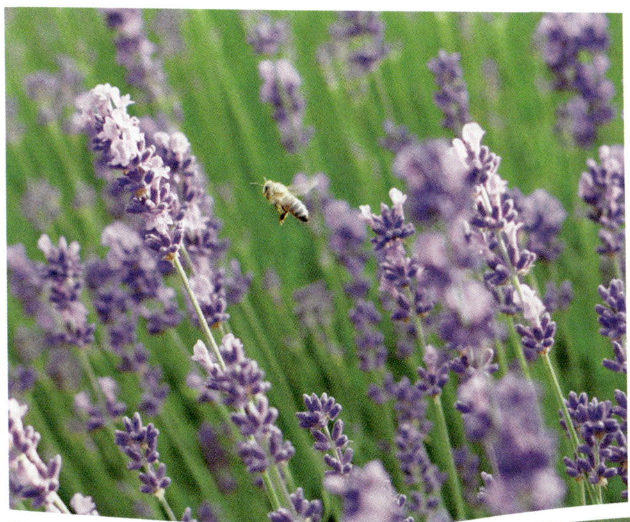

Anwendung

In Gebirgsregionen über 800 m werden die Blütenrispen mittags in der Vollblüte teilweise von Hand gesammelt, um daraus das kostbare „echte" Lavendelöl zu gewinnen, mit seinem runden, vollen Aroma.

Arzneilich nachgewiesene Wirkung

Unruhezustände, Schlafstörungen, nervöser Reizmagen, Blähungen. Das ätherische Lavendelöl ist äußerlich hilfreich gegen Kopfschmerzen, fördert den Schlaf und beruhigt Nerven und Magen. Innerlich eingenommen wirkt es gegen Unruhezustände mit ängstlicher Verstimmung (klinisch geprüft, im Fertigarzneimittel Lasea®).

Wirkung des ätherischen Öls

Ausgleichend, stimmungsaufhellend, antibakteriell, antiviral, entzündungshemmend, krampflösend, wundheilungsfördernd und bei Pilzinfektionen. Ein „Erste-Hilfe-Öl" bei Wunden, Verbrennungen, Prellungen und Schmerzen, das ausnahmsweise mit wenigen Tropfen kurzfristig pur aufgetragen werden darf. Lavendelöl ist für alle Alters- und Lebensphasen fester Bestandteil der Aromatherapie geworden.

In der Homöopathie

keine Verwendung

Traditionelle Anwendung

Ausgleichend bei Stress, Unruhe, Nervosität. Alkoholische Extrakte werden als Einreibemittel bei Rheuma angewendet, außerdem das reine ätherische Öl bei Verbrennungen ersten Grades und Insektenstichen. Lavendelsträußchen, in den Kinderwagen oder über das Kinderbett gehängt, beruhigen den Säugling.

Als Lebensmittel

Sparsame, aber höchst interessante Verwendung in der Gourmet-Küche, insbesondere für Desserts.

Interessantes und Nützliches

Die großflächige Kultivierung von Lavendel findet nicht mehr nur in Südfrankfreich in der Provence statt, sondern immer mehr auch in Bosnien und der Ukraine. Je nach Standort der Pflanze kann das Öl sehr unterschiedliche Mengen an Linalylacetat, dem wichtigesten Inhaltsstoff, aufweisen.

Auch wenn die pure Anwendung von ätherischem Lavendelöl möglich ist, gilt es, der natürlichen Ressource gerecht zu werden, das Öl doch besser in Verdünnungen oder Aromamischungen zu benutzen.

● Tipp aus dem Kräutergarten

Auch wenn Rosen und Lavendel gänzlich unterschiedliche Bodenansprüche haben, hat es sich bewährt, sie zusammen zu pflanzen, dadurch können Blattläuse an den Rosen abgewehrt werden.

Zum Befüllen von Duftsäckchen für den Kleiderschrank oder für Blütenpotpourris werden nicht die Stengel, sondern nur die blauen Blüten des Lavendels, am besten kurz vor der vollen Blüte, gesammelt.

Notizen

Lavendelsalbei; spanischer Salbei – *Salvia lavandulifolia* Vahl ssp. *lavandulifolia*

Pflanzensteckbrief

Familie: Lippenblütler, *Lamiaceae*
Ursprungsland: Spanien, Frankreich
Höhe: 40 cm
Blütezeit, -farbe: Juni bis August; blau

Standort und Biologie

- sonnig
- Garten
- magerer, durchlässiger Boden
- mehrjährig
- winterhart, Zone 7
- Bienen- und Insektenpflanze

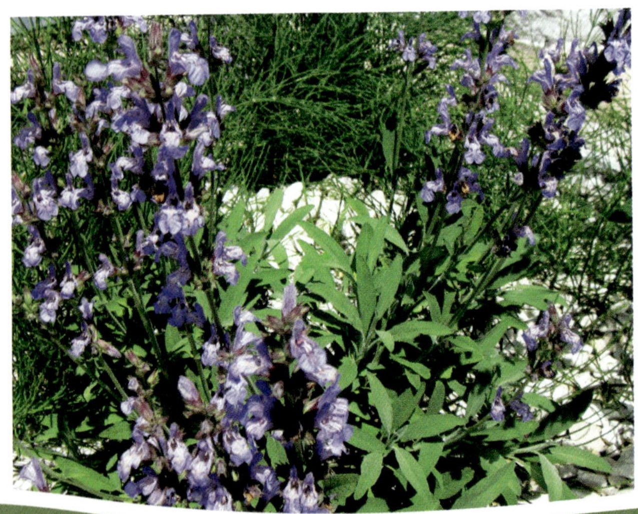

Anwendung

Die Blütenrispen werden zur Gewinnung des krautig frischen ätherischen Öls verwendet.

Arzneilich nachgewiesene Wirkung
Keine Wirksamkeitsnachweise bekannt.

Wirkung des ätherischen Öls
Tonisierend, entspannend und antibakteriell; wird bei grippalen Infekten, Kopf- und Muskelschmerzen angewendet. Aromamischungen mit Lavendelsalbei haben sich in der Erkältungszeit bewährt.

In der Homöopathie
keine Verwendung

Traditionelle Anwendung
Zwei bis drei Tropfen vom ätherischen Öl, auf einem Teelöffel Salz geträufelt und in einem Glas Wasser aufgelöst, ergeben ein wohltuendes Gurgelwasser.

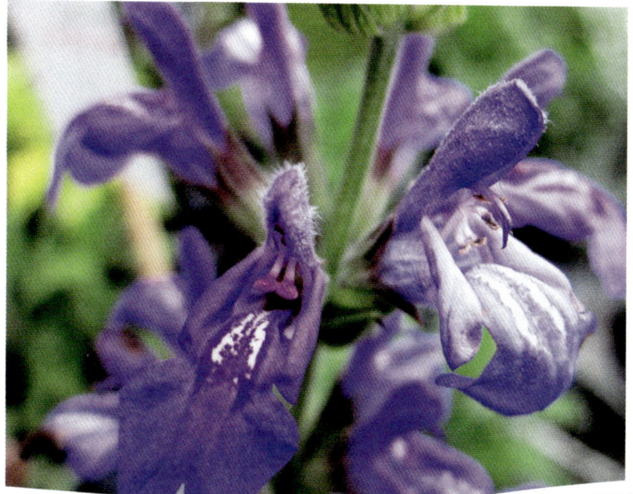

Als Lebensmittel
Kann wie Salbei verwendet werden.

Interessantes und Nützliches
Da der spanische Salbei kein Thujon enthält, ist er nicht bitter, toxikologisch unbedenklich und wird dem echten Salbei (*S. officinalis*, s. S. 227 ff.) gerne vorgezogen.

● **Tipp aus der Teeküche**
Lavendelsalbei (und echter Salbei) haben eine höhere antioxidative Wirkung als Grüntee und sollen nur 3–4 Min. ziehen. Die Kombination beider Kräuter ist gut geeignet für Frauen in den Wechseljahren.

Notizen

Liebstöckel, Maggikraut – *Levisticum officinale* W. D. J. Koch

Pflanzensteckbrief

Familie: Doldengewächse, *Apiaceae (Umbelliferae)*
Ursprungsland: Mittlere Osten, Iran, Mittelmeerraum
Höhe: 1,5–2 m
Blütezeit, -farbe: Juni bis Juli; zart gelb

Standort und Biologie

- absonnig
- Garten
- nährstoffreicher, frischer, durchlässiger Gartenboden
- mehrjährig
- winterhart, Zone 4
- Bienen- und Insektenpflanze

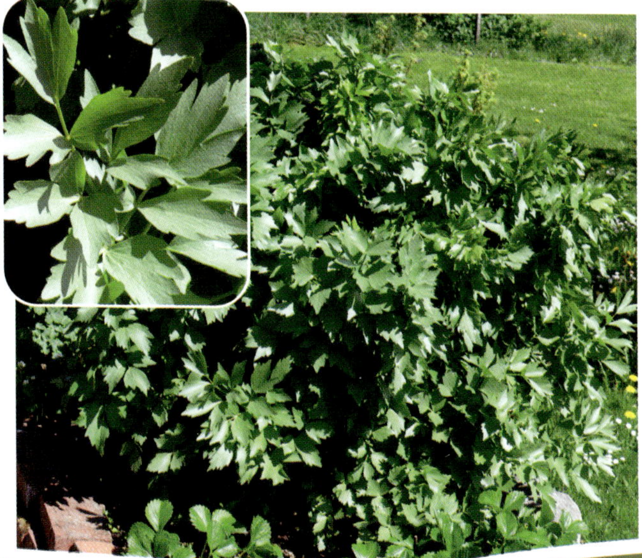

Anwendung

Der getrocknete Wurzelstock oder die Wurzeln werden für die pharmazeutischen Präparate verarbeitet. Zur Gewinnung des ätherischen Öls mit seinem intensiv würzigen „Maggiduft" werden Kraut und Wurzeln destilliert.

Arzneilich nachgewiesene Wirkung

Zur Durchspülungstherapie bei entzündlichen Erkrankungen der ableitenden Harnwege und vorbeugend gegen Nierengrieß. Nicht verwenden bei akuten entzündlichen Erkrankungen der Niere!

Wirkung des ätherischen Öls

Die verdauungsanregende Wirkung wird in Aromamischungen bei bettlägerigen Menschen gerne genutzt.

In der Homöopathie

keine Verwendung

Traditionelle Anwendung

Schon immer *das* bewährte verdauungsfördernde Mittel, ob als Gewürz oder im Magenbitter.

Als Lebensmittel

Das ganze Kraut oder besser nur die Blätter werden in frischem oder getrocknetem Zustand zum Würzen schwer verdaulicher Speisen verwendet. „Macht einen guten Magen und vertreibt die Winde" sagte der Leibkoch von Karl dem Großen. Eignet sich gut zum Würzen von Suppen, Eintöpfen und Soßen. Wegen des kräftigen Geschmacks jedoch nur kleine Mengen verwenden (z. B. 1 Blatt auf 1 l Suppe), insbesondere die frische Wurzel.

Interessantes und Nützliches

Das Produkt Maggi hat keinerlei Verwandtschaft mit der Pflanze und ist ein reines Laborprodukt.

● Tipp aus dem Kräutergarten
Liebstöckelkraut gedeiht bestens im Garten, lässt sich hervorragend trocknen und steht so das ganze Jahr als Gewürz zur Verfügung. Ein starker Rückschnitt Ende Mai verhindert das Auseinanderfallen der Pflanze im Sommer und vermindert stark dem Blattfleckenbefall (*Seponia,* eine Pilzkrankheit). Die Blätter können übrigens auch mit Blattflecken noch verwendet werden.

Notizen

Limette, Limone –

Citrus aurantiifolia (Christm. et Panz.) Swingle

Pflanzensteckbrief

Familie: Rautengewächse, *Rutaceae*
Ursprungsland: Indien
Höhe: 150 cm
Blütezeit, -farbe: April bis Juni; weiß

Standort und Biologie

- sonnig
- Kulturpflanze, Kübelpflanze
- nährstoffreicher, durchlässiger, leicht saurer, lehmiger Boden, Eisendünger
- mehrjährig
- Überwinterung im temperierten Gewächshaus, Zone 9
- Bienen- und Insektenpflanze

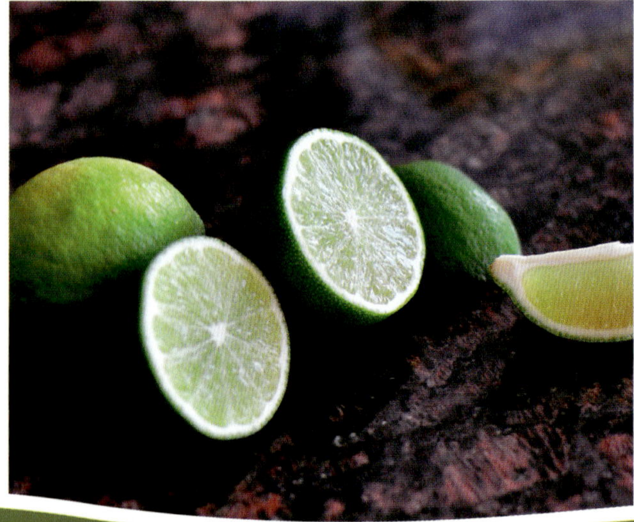

Anwendung

Das ätherische Öl wird aus den Schalen der Früchte gepresst und duftet frisch, zart süß und aufmunternd.

Arzneilich nachgewiesene Wirkung
Es liegen keine Untersuchen zur Wirksamkeit vor.

Wirkung des ätherischen Öls
Anregend, aufmunternd, konzentrationsfördernd und die Nierentätigkeit anregend, bei Appetitlosigkeit und Völlegefühl ein bewährtes ätherisches Öl.

In der Homöopathie
keine Verwendung

Traditionelle Anwendung
keine Verwendung

Als Lebensmittel
Limetten werden in der Küche ähnlich wie Zitronen verwendet, sie schmecken etwas feiner. Limettenfrüchte in Stücke geschnitten, mit Zuckerohrschnaps aufgegossen, mit einem Esslöffel braunem Rohrzucker pro Glas gesüßt und mit reichlich zerkleinerten Eiswürfeln ergeben das berühmte brasilianische Nationalgetränk Caipirinha.

Interessantes und Nützliches
Achtung! Ein zu hoher Anteil Limettenöl in einer Körperölmischung kann nach Sonneneinstrahlung aufgrund der vorhandenen Furanocumarine zu phototoxischen Hautrötungen führen.

● Tipp für den Advent
Getrocknete Limettenscheiben können für den Adventsschmuck ebenso verwendet werden wie Zitronen- oder Orangenscheiben.

Majoran – *Origanum majorana* L.
Dost, wilder – *Origanum vulgare* L.

Pflanzensteckbrief

Majoran
Familie: Lippenblütler, *Lamiaceae*
Höhe: 30 cm
Blütezeit, -farbe: Juni bis Juli; weiß

Standort und Biologie
- sonnig
- Kulturpflanze
- magerer, durchlässiger Boden
- einjährig
- Zone 7
- Bienen- und Insektenpflanze

Ursprungsland
Nordafrika, Arabien, Südwestasien

Dost
Familie: Lippenblütler, *Lamiaceae*
Höhe: 25 – 30 cm
Blütezeit, -farbe: Juli bis Oktober; zart rosa

Standort und Biologie
- sonnig
- Bach, Wiese, Wald
- magerer, durchlässiger Boden
- mehrjährig
- winterhart, Zone 6
- Bienen- und Insektenpflanze

Ursprungsland
Europa, Nordwestafrika, Asien ohne Tropen

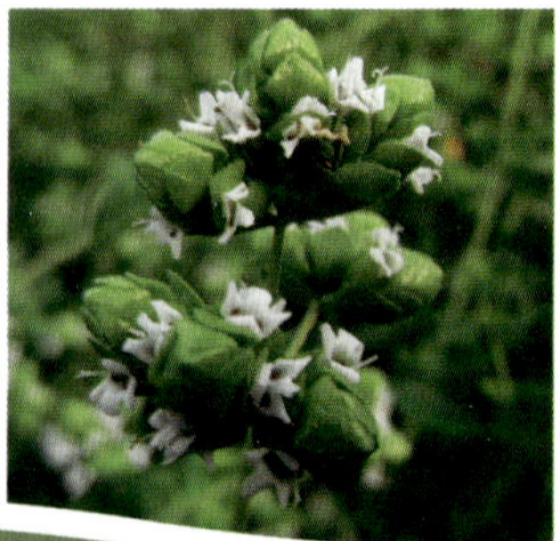

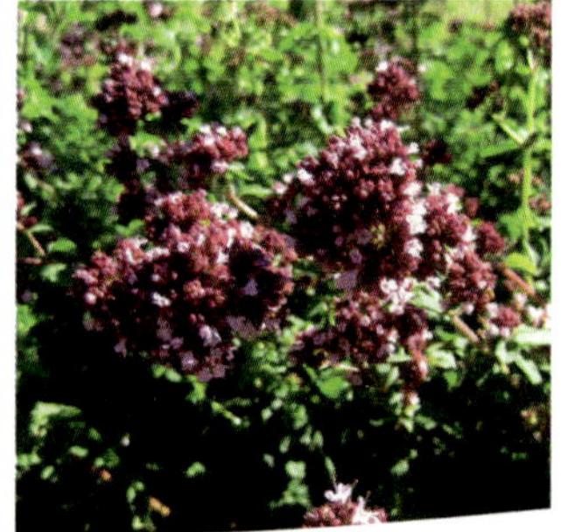

Anwendung

Verwendet wird das gerebelte Kraut von *Origanum vulgare*, dem Dost, für die Kräuterheilkunde. Zur Gewinnung des ätherischen Öls wird aber *Origanum majorana* destilliert. Das Öl besitzt einen warmen, krautig würzigen Duft

Arzneilich nachgewiesene Wirkung

Das Kraut vom wilden Dost regt die Verdauungssäfte an und wirkt unterstützend bei Leber- und Verdauungsschwäche. Unguentum majorana („Majoran-Salbe") wird als „Windsalbe" bei Säuglingen eingesetzt.

Wirkung des ätherischen Öls

Das ätherische Majoranöl wirkt antibakteriell, beruhigend und entspannend. Es hat sich in Aromamischungen bewährt bei Menstruationsschmerzen, vorzeitigen Wehen und ist z.B. im Engelwurzbalsam enthalten. Das ätherische Öl des wilden Dost sollte aufgrund der Inhaltsstoffe in der Aromatherapie nicht verwendet werden.

wilder Dost (*Origanum vulgare* L.)

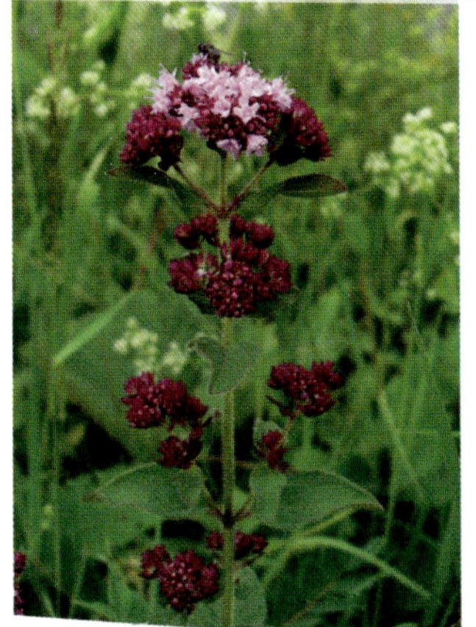

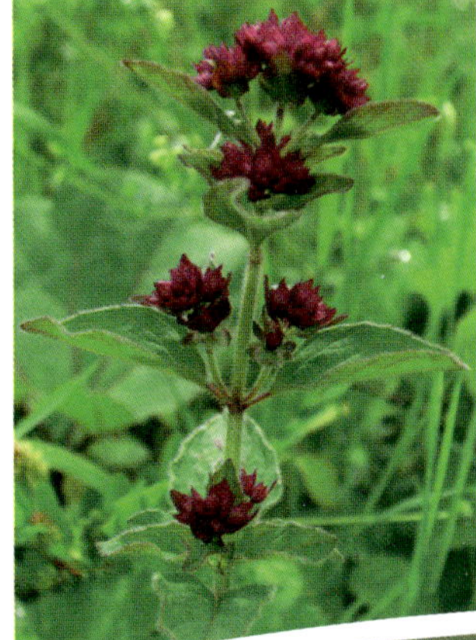

In der Homöopathie

keine Verwendung

Traditionelle Anwendung

Verdauungsanregend. Majorankraut wird traditionell bei Erkältungen zur Inhalation und in Form der sog. Majoranbutter zum Einreiben eingesetzt.

Als Lebensmittel

Beim Oregano, dem berühmten Pizzagewürz mit kräftigem Geschmack und intensivem, pfeffrigem Aroma, handelt es sich um die Unterart *O. vulgare* ssp. *viridulum* (Martin-Donos) Nyman. Auch Majoran wird als Gewürzkraut verwendet, z. B. in der Weißwurst.

Interessantes und Nützliches

Da Majoran in rund 20 Ländern angebaut wird und zahlreiche züchterisch veränderte Kultursorten existieren, können Geschmack und Geruch bei gekauften Pflanzen sehr unterschiedlich sein. Es gibt auch Fertigpräparate (z. B. von WALA®), zur Behandlung bakterieller Scheidenerkrankungen, die *Origanum majorana* enthalten.

● Tipp aus dem Kräutergarten

Der wilde Dost ist robust und wächst fast überall. Majoran ist etwas empfindlicher, wächst aber gut und gerne im Steingarten.

Notizen

Malve, wilde – *Malva sylvestris* L.

Pflanzensteckbrief

Familie: Malvengewächse, *Malvaceae*
Ursprungsland: Zentral- bis Kleinasien, Kaukasus, Nordafrika, Europa
Höhe: 60–100 cm
Blütezeit, -farbe: Juni bis August; rosa

Standort und Biologie

- sonnig
- Wegesrand
- nährstoffreicher, durchlässiger Boden
- ein- bis zweijährig
- winterhart, Zone 5
- Bienen- und Insektenpflanze

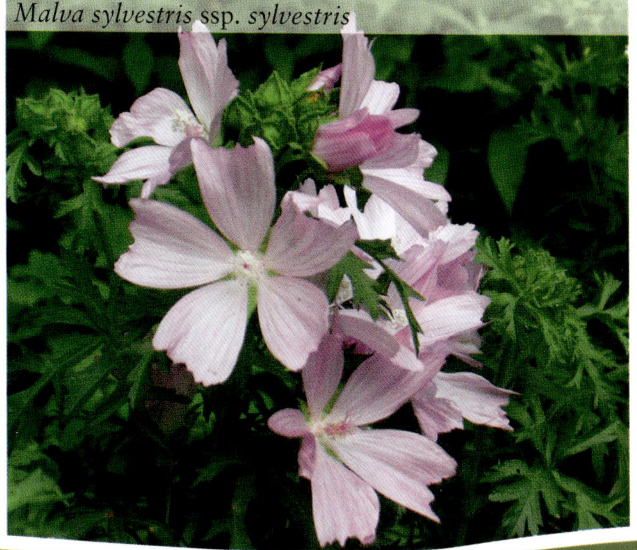
Malva sylvestris ssp. *sylvestris*

Anwendung

Für Teemischungen werden die getrockneten Blätter und Blüten der wilden oder kultivierten Malve *(Malva sylvestris)* gesammelt. Abgesehen von ihrer Wirkung wird Malve in Teemischungen wegen ihrer intensiven Farbe auch als Schmuckdroge verwendet.

Arzneilich nachgewiesene Wirkung

Bei Schleimhautreizungen im Mund- und Rachenraum und trockenem Reizhusten.

Wirkung des ätherischen Öls

keine Verwendung

In der Homöopathie

keine Verwendung

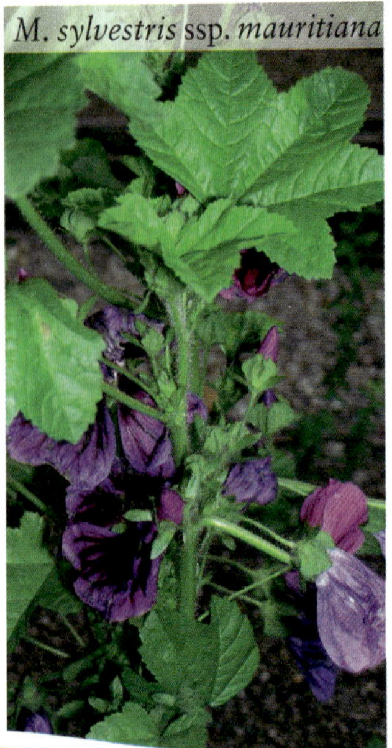

M. sylvestris ssp. *mauritiana*

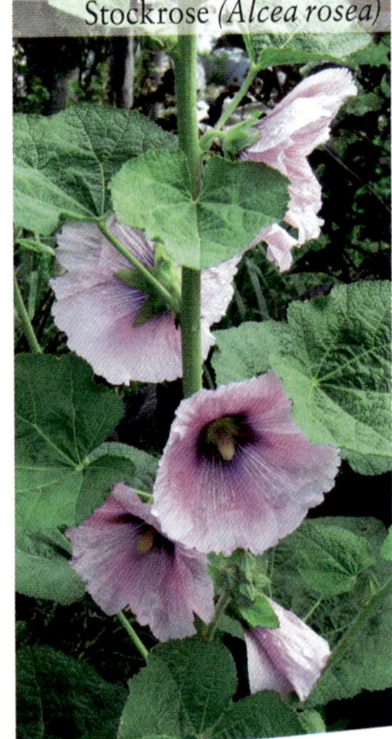

Stockrose *(Alcea rosea)*

Traditionelle Anwendung
Hilfreiche Wirkung bei Magenschleimhautreizungen. Die gesammelten Blüten und Blätter werden traditionell auch bei Harnblasenbeschwerden und als Auflage bei Wunden verwendet. Heute noch loben Krankenschwestern die Wirkung von Malvenaufguss für Waschungen bei Juckreiz. Gelegentlich wird auch die Wegmalve (*Malva neglecta* L., auch: Käsepappel) verwendet. In Österreich wird der sog. Käsepappeltee zur Reizlinderung bei Gastritis und äußerlich für Umschläge bei Schuppenflechte verwendet.

Als Lebensmittel
keine Verwendung

Interessantes und Nützliches
Die wilde Malve ist eine wunderbare, dankbare, langblühende und sich selbst verbreitende Pflanze, die leider oft als Unkraut vernichtet wird. Früher wurden junge Malvenblätter wie Spinat gekocht und galten als „Arme-Leute-Essen“.

● **Tipp aus dem Kräutergarten**
Malven passen gut in einen Bauerngarten. Manchmal werden sie mit der verwandten dunkelroten Stockrose (*Alcea rosea* L.) verwechselt, deren Blüten als Lebensmittelfarbe verwendet werden.

Notizen

Mandarine – *Citrus reticulata* Blanco

Pflanzensteckbrief

Familie: Rautengewächse, *Rutaceae*
Ursprungsland: Südostasien
Höhe: 150 cm
Blütezeit, -farbe: April bis Juni; weiß

Standort und Biologie

- sonnig
- Kulturpflanze, Kübelpflanze
- nährstoffreicher, durchlässiger, leicht saurer Boden, Eisendünger
- mehrjährig
- nicht winterhart, Überwinterung im temperierten Gewächshaus, Zone 9
- Bienen- und Insektenpflanze

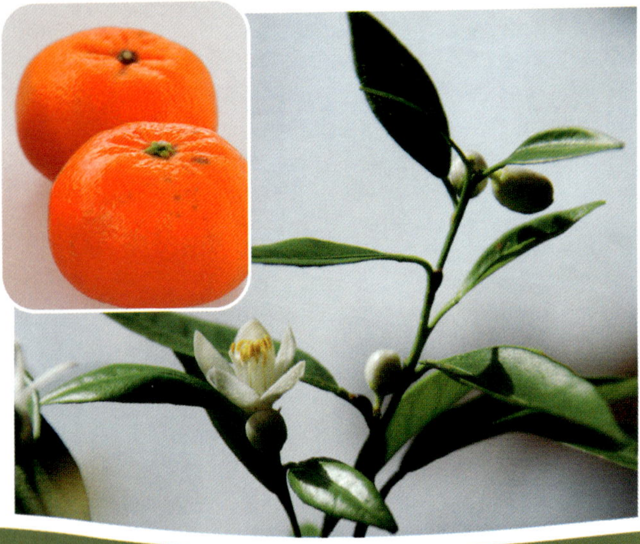

Anwendung

Aus den Schalen der reifen Frucht wird das ätherische Öl gepresst, das zart süß und spritzig duftet. Aus den jungen Trieben und Zweigen wird ein Petit-Grain-Öl dagegen durch Wasserdampfdestillation gewonnen.

Arzneilich nachgewiesene Wirkung
Wie bei allen Zitrusarten, ob als getrocknete Schalen oder als gepresstes Agrumenöl (Zitrusöle): appetitanregend, steigert die Magensaftsekretion, leicht spasmolytisch.

Wirkung des ätherischen Öls
Antibakteriell, verdauungsfördend, entspannend und stimmungsaufhellend. Das Mandarinenöl mit seiner feinen Zitrusnote ist beliebt bei allen Kindermischungen, aber auch in Aromamischungen für die Hautpflege, da es gut hautverträglich ist.

In der Homöopathie
keine Verwendung

Traditionelle Anwendung
keine Verwendung

Als Lebensmittel
Mandarinen zählen zu den beliebtesten Zitrusfrüchten und sind oft die ersten Fruchtschnitze, die Kinder selbstständig naschen können.

Interessantes und Nützliches
Wie bei allen Zitrusölen muss auch bei Mandarinenöl auf die kurze Haltbarkeit (6 Monate ab Öffnen) geachtet werden.

● **Tipp aus dem Kräutergarten**
Ein Mandarinenbaum erfreut uns schon im frühen Frühjahr mit seinem herrlichen Duft und seinen weißen Blüten im Haus oder Wintergarten.

Mariendistel –
Silybum marianum (L.) Gaertn.

Pflanzensteckbrief

Familie: Korbblütler, *Asteraceae (Compositae)*
Ursprungsland: Südwestasien
Höhe: 100–250 cm
Blütezeit, -farbe: Juli bis September; lilarot
Licht

Standort und Biologie
- sonnig
- Wegrand, Schuttplatz
- magerer, trockener, sandiger, durchlässiger Boden
- ein- bis zweijährig
- winterhart, Zone 7
- Bienen- und Insektenpflanze

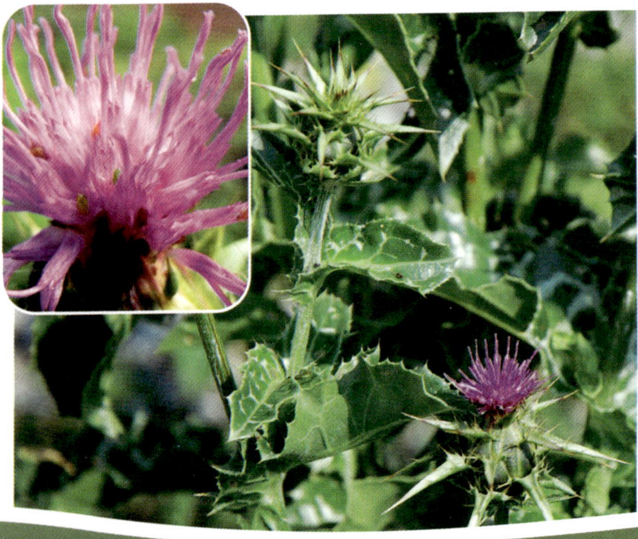

Anwendung

Die reifen Früchte werden für die Kräuterheilkunde verwendet.

Arzneilich nachgewiesene Wirkung
Der aus den reifen Früchten gewonnene Silymarinwirkstoffkomplex wird in Fertigarzneiprodukten verwendet bei Magen-Darm-Störungen, unterstützend bei toxischen Leberschäden, bei chronischen Lebererkrankungen und Leberzirrhose, als Injektion zur Unterstützung bei Hepatitis C.

Wirkung des ätherischen Öls
keine Verwendung

In der Homöopathie
Die homöopathische Arznei ist bekannt unter dem Namen Carduus marianus und wird in tiefen Potenzen bei Magen-, Leber- und Gallebeschwerden gegeben.

Traditionelle Anwendung
Als Tee aus den gemahlenen Früchten bei Leber- und Gallebeschwerden. Die Wirkung ist nicht belegt, da der Wirkstoffgehalt zu gering ist.

Als Lebensmittel
Das beliebte Speise-Distelöl wird aus den Samen der Färberdistel (*Carthamus tinctorius* L.) gewonnen. Es wird auch Safloröl genannt und hat einen hohen Gehalt an ungesättigten Fettsäuren.

Interessantes und Nützliches
Eine alte Legende besagt, dass die weißen Flecken auf den Blättern der Mariendistel von der Muttermilch der Jungfrau Maria stammen.

● Tipp aus der Kräuterwerkstatt
Die Mariendistel samt sich gerne aus, wenn ihr der Standort passt.

Meerrettich – *Armoracia rusticana* G. Gaertn., B. Mey. et Scherb.

Pflanzensteckbrief

Familie: Kreuzblütler, *Brassicaceae*
Ursprungsland: Wolga-Don-Gebiet
Höhe: 1 m
Blütezeit, -farbe: Mai bis Juli; weiß

Standort und Biologie

- sonnig, halbsonnig
- Wiese
- frischer, durchlässiger Lehmboden
- mehrjährig
- winterhart, Zone 5
- Bienen- und Insektenpflanze

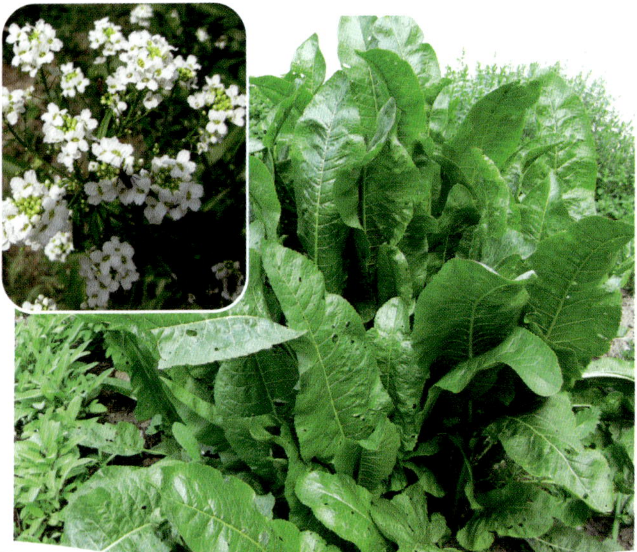

Anwendung

Verwendet werden die frische oder getrocknete Wurzel und die getrocknete Wurzel als Pulver oder Trockenextrakt.

Arzneilich nachgewiesene Wirkung
Bei Katarrhen der Luftwege und bei Entzündungen der ableitenden Harnwege, aufgrund der Wirksamkeit gegenüber grampositiven und gramnegativen Bakterien (z. B. gegen multiresistente *Staphylococcus-aureus*-Stämme). Äußerlich Umschläge bei Muskelschmerzen.

Wirkung des ätherischen Öls
keine Verwendung

In der Homöopathie
keine Verwendung

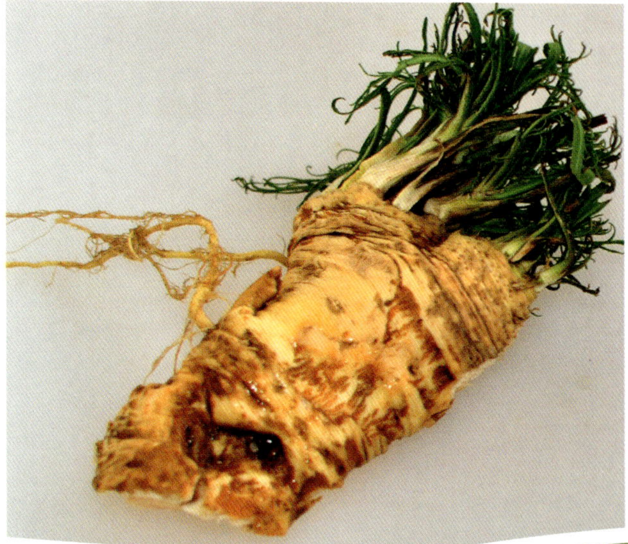

Traditionelle Anwendung
Frisch geriebener Meerrettich ist zu Beginn einer Erkältung, im Sinne der Traditionell Chinesischen Medizin (TCM) erwärmend und hilft, diese schneller zu überwinden. Durch den Zusatz von Sahne, Sauerrahm, Quark oder geriebenen Äpfeln und Zitronensaft kann die „Schärfe" des Meerettichs etwas gemildert werden.

Als Lebensmittel
Wird in der Küche verwendet für Fisch und vor allem zu Tafelspitz. Meerrettichwurzel, frisch gerieben und mit geraspeltem Apfel vermischt, ist eine Spezialität in der Steiermark – ein Genuss, und noch dazu appetit- und verdauungsanregend. Diskutiert wird eine Präventivwirkung gegen Darmkrebs bei regelmäßigem Verzehr.

Interessantes und Nützliches
Die äußerliche Anwendung soll nur eine kurze Zeit erfolgen, denn die im Meerrettich enthaltenen Senfölglykoside können zu Hautreizungen führen. Innerlich angewendet kann er aufgrund seiner Schärfe und in höheren Dosen Magenschleimhautreizungen verursachen. Kindern ist Meerrettich zu scharf, was sie dann auch schützt, denn ihre Schleimhäute sind tatsächlich noch zu „jung" für die Schärfe.

● Tipp aus dem Kräutergarten
Einmal Meerrettich im Garten, wird er ein treuer Freund bleiben, denn seine tiefen Wurzeln gänzlich auszugraben ist ein scheinbar unmögliches Unterfangen. Die riesengroßen Blätter werden zu Dekorationszwecken gerne verwendet, ja sogar Geschenke können darin eingewickelt werden.

Melisse – *Melissa officinalis* L. ssp. *officinalis*

Pflanzensteckbrief

Familie: Lippenblütler, *Lamiaceae*
Ursprungsland: Mittelmeergebiet
Höhe: 60–80 cm
Blütezeit, -farbe: Juni bis August; weiß

Standort und Biologie

- sonnig, halbschattig
- Garten
- mäßig nährstoffreicher, durchlässiger Boden
- mehrjährig
- winterhart, Zone 4
- Bienen- und Insektenpflanze

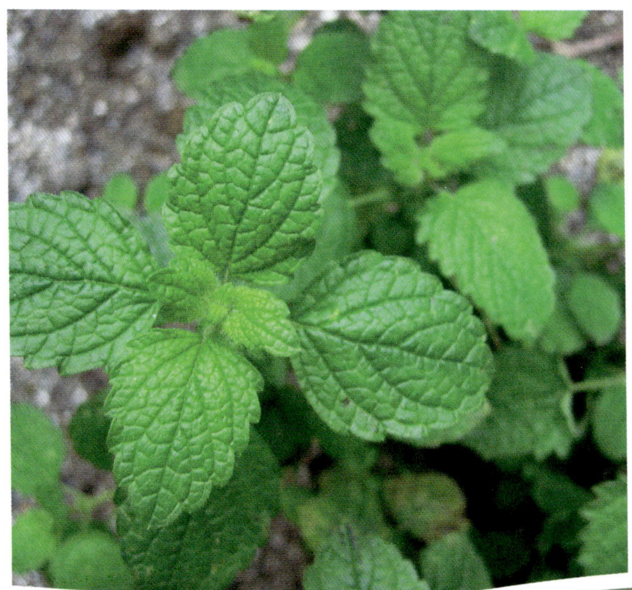

Anwendung

Die getrockneten Blätter werden für die Teezubereitung und zur Herstellung von Tinkturen und Trockenextrakten verwendet. Aus den frisch geernteten Blättern wird der Frischpflanzenpressaft hergestellt sowie das kostspielige Melissenöl destilliert, mit seinem krautigen, zart zitronigen Duft.

Arzneilich nachgewiesene Wirkung

Krampflösend bei funktionellen Magen-Darm Beschwerden. Beruhigend bei nervös bedingten Einschlafstörungen. Das ätherische Öl hilft bei Spannungskopfschmerzen. In Salben wird ein standardisierter ethanolisch-wässriger Trockenextrakt bei Herpes-simplex-Infektionen verwendet.

Wirkung des ätherischen Öls

Antiviral, antiseptisch, regt Leber und Gallefluss an, schmerzlindernd, entzündungshemmend und sehr beruhigend. Aromatherapie ohne Melissenöl ist nicht denkbar. Es genügt, das teure Öl immer in Verdünnungen anzuwenden. Melissenhydrolat ist leicht kühlend und hilfreich bei der Behandlung von Juckreiz und virusbedingten Erkrankungen. Sein Duft ist zunächst gewöhnungsbedürftig.

In der Homöopathie

keine Verwendung

Traditionelle Anwendung

beruhigend, karminativ, antiviral, wundheilungsfördernd

Als Lebensmittel

Frische Melissenblätter können zur Herstellung eines Erfrischungsgetränkes und zum Aromatisieren von Salaten genutzt werden.

Interessantes und Nützliches

Nicht nur der Preis, sondern auch die Wirkung verlangen einen sparsamen Umgang mit ätherischem Melissenöl. In zu hoher Dosierung kann es zu Hautjuckzreiz führen. Achtung, häufig wird es verdünnt mit dem billigeren Citronellöl angeboten! Der teure Preis des ätherischen Öls ist auf den geringen Ölgehalt in den Melissenblättern zurückzuführen, außerdem verflüchtigt es sich relativ schnell nach der Ernte, so dass der Weg zur Destille nur kurz sein darf.

● **Tipp aus dem Kräutergarten**

Melissenblätter werden vielen Kräuterteemischungen zugegeben, da sie jeder Teerezeptur einen angenehmen Geschmack verleihen. Die frischen Melissenblätter aus dem Garten, vor der Blüte gesammelt und als Tee aufgebrüht, ergeben ein wunderbar aromatisches Getränk, das im Hochsommer gekühlt gut schmeckt. Der Zitronengeschmack allerdings verflüchtigt sich sehr schnell. Bei der Zuchtsorte Orangenmelisse (*Melissa officinalis* ssp. *altissima* (Sibthr. et Smith) Arcang.) bleibt nach dem Aufbrühen der Zitrusgeschmack erhalten.

Notizen

Mönchspfeffer, Keuschlamm – *Vitex agnus-castus* L.

Pflanzensteckbrief

Familie: Eisenkrautgewächse, *Verbenaceae*
Ursprungsland: Zentralasien, Kleinasien, Iran, Kaukasus, Mittelmeerraum
Höhe: 80–150 cm
Blütezeit, -farbe: August bis Oktober; blauviolett

Standort und Biologie

- sonnig
- Kulturpflanze, Kübelpflanze
- nährstoffreicher, durchlässiger Boden, mehrjährig
- bedingt winterhart, Überwinterung im Kalthaus, Zone 7
- Bienen- und Insektenpflanze

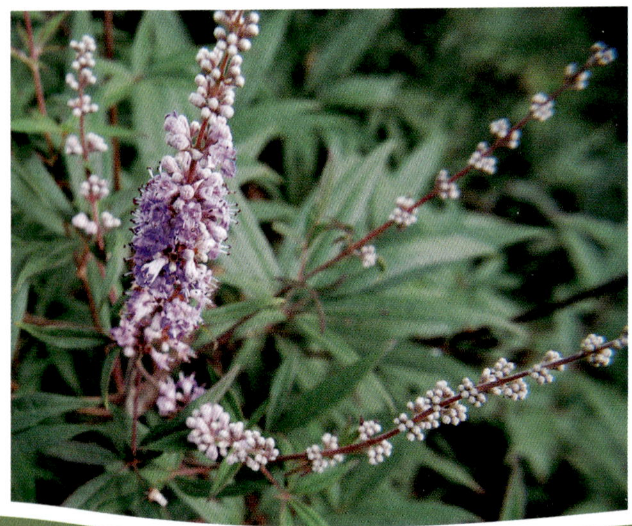

Anwendung

Sowohl für die Kräuterheilkunde wie auch für die Homöopathie, werden die reifen und getrockneten Früchte verwendet. Es sind einige standardisierte Fertigpräparate im Handel.

Arzneilich nachgewiesene Wirkung

Hypophysenwirksam, Gelbkörperhormon anregend. Klinische Studien mit standardisierten Trockenextrakten liefern Nachweise zur Wirksamkeit bei Störungen in der 2. Zyklushälfte und bei schmerzhaften Monatsblutungen.

Wirkung des ätherischen Öls

Noch nicht ausreichend untersucht.

In der Homöopathie

Agnus Castus ist eine Arznei zur Unterstützung des weiblichen Hormonhaushalts bei Zyklusstörungen, prämenstruellem Syndrom und Milchmangel. Allerdings ist eine Selbsttherapie nicht zu empfehlen, denn die richtige Potenz muss eine Fachperson bestimmen!

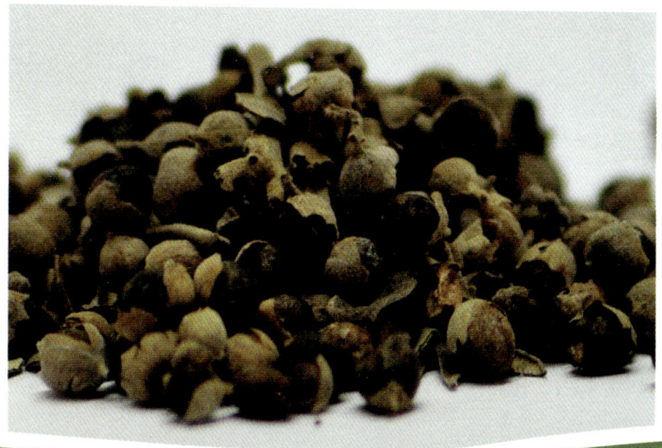

Traditionelle Anwendung
Erst seit einigen Jahren wird Mönchspfeffertee auch in der Volksheilkunde erfolgreich bei hormonellen Störungen, aber auch zur Regulierung der Menstruation eingesetzt.

Als Lebensmittel
Mönchspfefferfrüchte werden auch als Küchengewürz verwendet.

Interessantes und Nützliches
Mönche standen im Mittelalter Pate für die Namensgebung der Frucht. Mit ihrer hormonähnlichen Wirkung half sie ihnen, ihr Keuschheitsgelübde einzuhalten.
Von einer Selbstmedikation mit Mönchspfefferpräparaten und Tees ist abzuraten. Es bedarf einer guten medizinischen Kenntnis zur richtigen Dosierung.

● Tipp aus dem Kräutergarten
In einem hellen Winterquartier überlebt die Pflanze gut auch im Allgäu, um zu blühen braucht sie einen sehr heißen Sommer.

Notizen

Muskatellersalbei – *Salvia sclarea* L.

Pflanzensteckbrief

Familie: Lippenblütler, *Lamiaceae*
Ursprungsland: Zentralasien
Höhe: 100 cm
Blütezeit, -farbe: Juni bis August; lila, blau, Blütenkelch rötlich violett bis weiß-rosa

Standort und Biologie

- sonnig
- Kulturpflanze, Garten
- magerer, durchlässiger Boden
- zweijährig
- winterhart, Zone 4
- Bienen- und Insektenpflanze

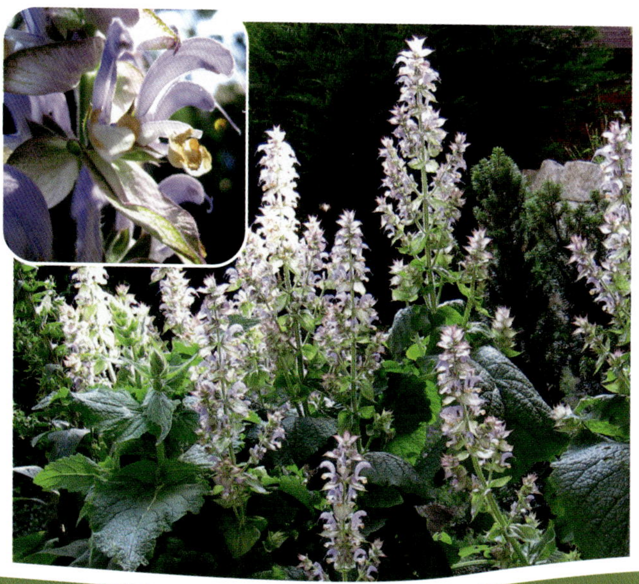

Anwendung

Getrocknete Blätter und Blüten werden überwiegend zur Gewinnung des ätherischen Öls geerntet, das einen warmen, krautigen, süßlichen und doch strengen, fast animalischen Duft hat.

Arzneilich nachgewiesene Wirkung

Es liegen noch keine wissenschaftlichen Studien vor, da in der Pflanzenheilkunde kaum eingesetzt.

Wirkung des ätherischen Öls

Östrogenähnlich, krampflösend, entspannend bei nervöser Unruhe, beruhigend. *Das* ätherische Öl für die Geburtshilfe sowie bei Störungen im Hormonhaushalt und bei Unterleibsschmerzen. Es sollte allerdings nur in fertigen Mischungen benutzt werden, da es als Einzelöl zu intensiv ist. Bei Überdosierung kann es zu unerwünschten Nebenwirkungen kommen.

In der Homöopathie

keine Verwendung

Traditionelle Anwendung

keine Verwendung

Als Lebensmittel

Das Öl wird zur Aromatisierung in Getränken, Likören und Weinen verarbeitet.

Interessantes und Nützliches

Muskatellersalbeiöl wird in viele Naturparfüms eingearbeitet, da es dem menschlichen Körpergeruch ähnelt.

● Tipp aus dem Kräutergarten

Wenn die Schnecken die jungen Pflanzen nicht zur Gänze vernichtet haben, wächst er im Garten an einem sonnigen Platz und verbreitet dort an heißen Tagen seinen strengen, an Körperschweiß erinnernden Duft. Deshalb ist er in deutschen Gärten wohl nicht so verbreitet.

Myrte, Braut-Myrte – *Myrtus communis L. ssp. communis*

Pflanzensteckbrief

Familie: Myrtengewächse, *Myrtaceae*
Ursprungsland: Mittelmeerraum, Zentralasien
Höhe: 60–200 cm
Blütezeit, -farbe: Juni bis Oktober; weiß

Standort und Biologie

- halbschattig
- Kulturpflanze, Kübelpflanze
- nährstoffreicher, durchlässiger Boden
- mehrjährig
- Überwinterung im Kalthaus, Zone 8

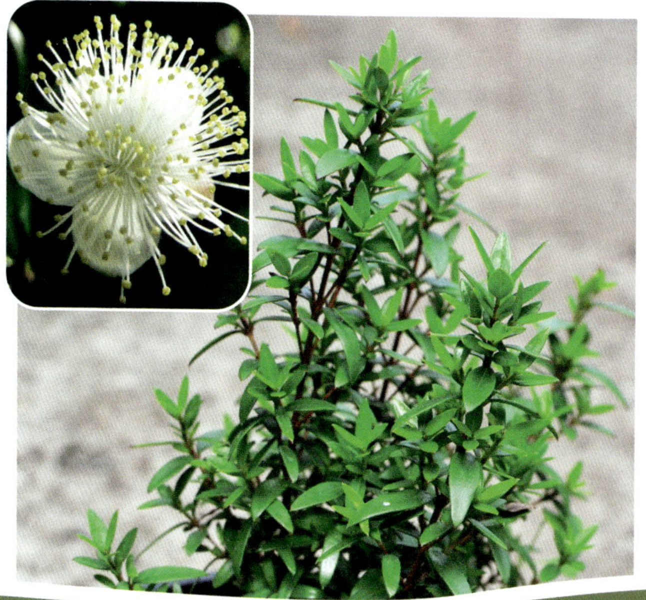

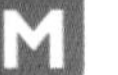

Anwendung

Die jungen Blätter werden geerntet zur Gewinnung des ätherischen Öls, das einen klaren, frischen, krautigen Duft besitzt.

Arzneilich nachgewiesene Wirkung
Bisher liegen keine Prüfungen zur Wirksamkeit vor.

Wirkung des ätherischen Öls
Schleimlösend, entstauend, hauttonisierend, entzündungshemmend. Das ätherische Öl der Myrte ist ein wichtiger Bestandteil in Erkältungsmischungen und wird zur Pflege von Venen und bei Hämorrhoiden gerne in Salbengrundlagen eingearbeitet. Desweiteren wird das Öl mit seiner keimhemmenden Wirkung zur Behandlung gegen Bakterien, Pilze und Parasiten eingesetzt. Das fein krautig herb duftende Myrtenhydrolat zählt zu den beliebtesten Hydrolaten.

In der Homöopathie
keine Verwendung

Traditionelle Anwendung
keine Verwendung

Als Lebensmittel
keine Verwendung

Interessantes und Nützliches
Myrte gilt als das Symbol für Reinheit. So ist die Heilige Mutter Maria öfter mit einem Myrtenkranz abgebildet.

● Tipp aus dem Kräutergarten
Im Allgäu und in Oberbayern tragen bei Hochzeiten das Brautpaar und ihre Familien Myrtensträußchen.

Nachtkerze, gewöhnliche –
Oenothera biennis L.

Pflanzensteckbrief

Familie: Nachtkerzengewächse, *Onagraceae*
Ursprungsland: Nordamerika
Höhe: 1 – 1,5 m
Blütezeit, -farbe: Juni bis September; gelb

Standort und Biologie

- sonnig
- Bahndämme, Kiesflächen, Schutthalden, oft ausgewildert
- trockener, lockerer, steinig sandiger Lehmboden
- zweijährig
- winterhart, Zone 4

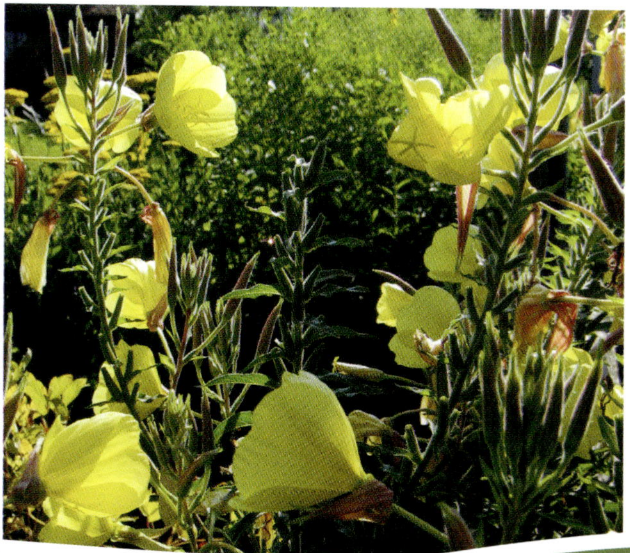

Anwendung

Die Samen werden zur Gewinnung des fetten Öls gepresst.

Arzneilich nachgewiesene Wirkung

In der Erfahrungsheilkunde bei Neurodermitis äußerlich und innerlich angewandt.

Wirkung in Aromamischungen

Das hochwertige fette Öl ist reich an ungesättigten, essenziellen Fettsäuren (60–80 % Linol- und 8–14 % Gammalinolensäure) und wirkt entzündungshemmend. Es wird als Trägeröl für Aromamischungen zur Hautpflege bei sensibler, gereizter und neurodermitischer Haut eingesetzt.

In der Homöopathie

keine Verwendung

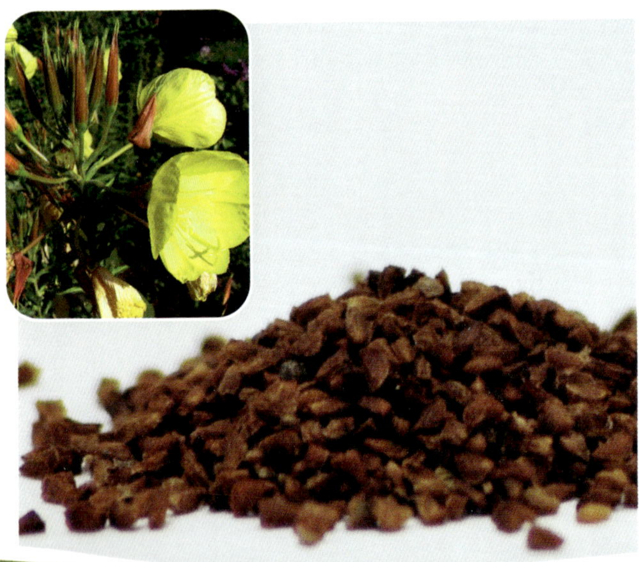

Traditionelle Anwendung

Das Öl gleicht den Fettstoffwechsel aus. Es wird innerlich und äußerlich angewendet bei Neurodermitis, zur Säuglingshautpflege, bei Beschwerden vor der Menstruation (innerlich), bei hormonellen Störungen (Kinderwunsch) und in den Wechseljahren sowie bei rheumatischen Beschwerden.

Als Lebensmittel

Als Nahrungsergänzungsmittel sind Nachtkerzenölkapseln mit großer unterschiedlicher Qualität auf dem Markt. Lassen Sie sich in der Apotheke beraten, ob diese auch einen ausreichend hohen Gehalt an ungesättigten Fettsäuren besitzen, da für therapeutische Effekte 240–320 mg Gamma-Linolensäure pro Tag notwendig sind.

Interessantes und Nützliches

Als Nahrungsergänzungsmittel werden 1–2 TL Öl täglich empfohlen. Das Nachtkerzenöl sollte ausnahmsweise im Kühlschrank aufbewahrt werden.

● Tipp aus dem Kräutergarten

Sammeln Sie die klitzekleinen reifen Samen (<1 mm), das macht Spaß beim Spaziergang und kostet nichts. Kauen Sie die Früchte dann regelmäßig über den Winter, auch so kommen Sie in den Genuss der wertvollen ungesättigten Fettsäuren.

Notizen

___

___

___

Niaouli – *Melaleuca viridiflora* Sol. ex Gaertn. var. *viridiflora*

Pflanzensteckbrief

Familie: Myrtengewächse, *Myrtaceae*
Ursprungsland: Australien, Tasmanien
Höhe: 100–200 cm
Blütezeit, -farbe: April bis Mai; rosa bis zart rot

Standort und Biologie

- sonnig
- Kulturpflanze, Kübelpflanze
- nährstoffreicher, saurer, immer feuchter Boden
- mehrjährig
- Überwinterung im Kalthaus bei 5–10 °C, Zone 9

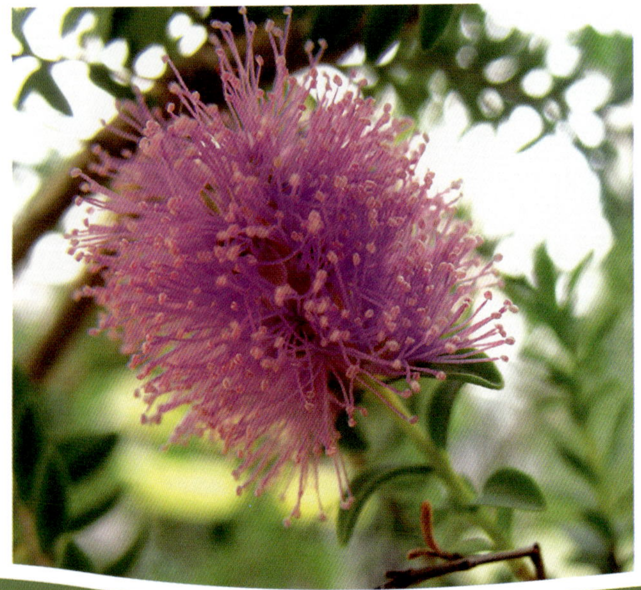

Anwendung

Das frisch-krautige, medizinisch riechende ätherische Öl wird aus den jungen Zweigen gewonnen.

Arzneilich nachgewiesene Wirkung

Bei Katarrhen der oberen Luftwege. Antibakteriell, entzündungshemmend und durchblutungsfördernd. Enthalten in pharmazeutischen, medizinischen und kosmetischen Produkten zur Mundschleimhautbehandlung, in Hustentropfen sowie in hautregenerierenden und -pflegenden Präparaten.

Wirkung des ätherischen Öls

Die antibakterielle, durchblutungsfördernde und entzündungshemmende Wirkung wird insbesondere in Erkältungsmischungen geschätzt. Niaouliöl wird in Russland in angemessener Dosierung bei Strahlenschäden eingesetzt. Es pflegt die Haut vor und nach Strahlenbehandlungen.

In der Homöopathie

keine Verwendung

Traditionelle Anwendung

Durchblutungsfördernd und antibakteriell bei äußerlicher Anwendung.

Als Lebensmittel

keine Verwendung

Interessantes und Nützliches

Da das ätherische Öl für Kinder gut verträglich ist, wird es auch als „Kinder-Eukalyptus“ bezeichnet. Es ist auch sehr beliebt in Sauna-Aufgüssen.

● Tipp aus dem Kräutergarten

Die Pflanze darf im Kübel nicht austrocknen; immer für einen feuchten Fuß sorgen, auch im Winter.

Orange, Apfelsine – *Citrus sinensis* (L.) Osbeck
Bitterorange, Pomeranze (Neroli) – *Citrus aurantium* L.

Pflanzensteckbrief

Familie: Rautengewächse, *Rutaceae*
Ursprungsland: Orange: China; Bitterorange: Vietnam
Höhe: 150 cm
Blütezeit, -farbe: April bis Juni, weiß

Standort und Biologie

- sonnig
- Kulturpflanze, Kübelpflanze
- nährstoffreicher, durchlässiger, leicht saurer, eisenhaltiger Boden
- mehrjährig
- Überwinterung im Kalthaus, Zone 9
- Bienen- und Insektenpflanze

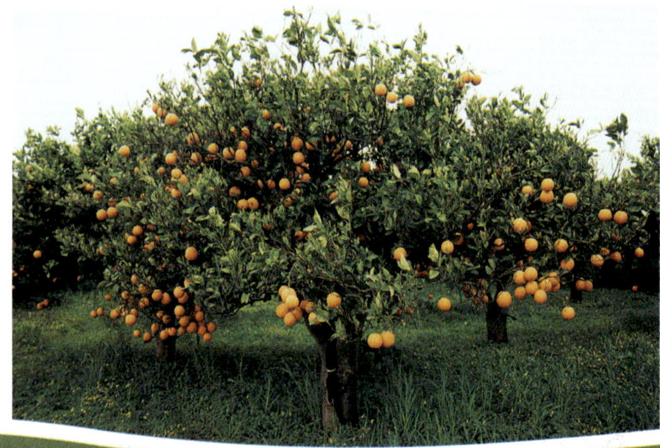

Anwendung

Vom Orangenbaum werden dreierlei ätherische Öle gewonnen: das **Orangenöl**, gepresst aus den Orangenschalen von *C. sinensis*, das kostbare **Neroliöl (Orangenblütenöl)** aus den Blüten von *C. aurantium* und das **Petit Grain-Öl** aus den jungen Blättern und Zweigen (v. a. *C. aurantium*, aber auch andere Arten). Außerdem gibt es destilliertes Orangenöl aus dem Orangenfruchtfleisch, eine Rarität auf dem Markt.

Arzneilich nachgewiesene Wirkung
appetitanregend, verdauungsfördernd

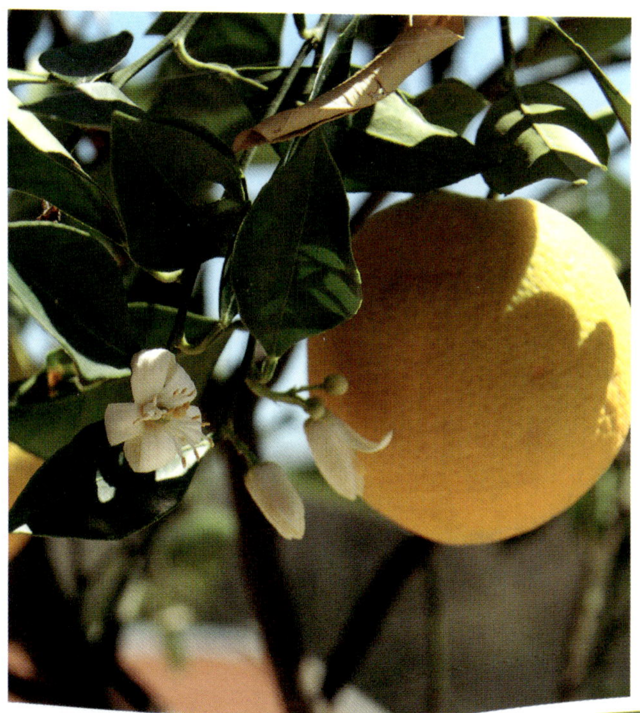

Wirkung des ätherischen Öls

- **Orangenöl:** frischer, runder und weicher Duft. Wirkt aufhellend, entspannend, antiseptisch und adstringierend bei Zellulitis. Trotz des frischen Dufts besitzt das Öl eine beruhigende Wirkung.
- **Neroliöl:** intensiver, zart blumiger, leicht süßlicher Blütenduft. Das kostbare ätherische Öl wirkt beruhigend und mild antidepressiv. Es wird bei nervöser Unruhe, bei Hysterie und Herzklopfen verwendet. Neroliöl ist ein wichtiger Bestandteil in Aromamischungen und zudem gut hautverträglich. Orangenblütenwasser, das Hydrolat, bietet mit seinem feinen Duft eine ideale Ergänzung zur feuchten Hautpflege mit juckreizstillendem Effekt.
- **Petit-Grain-Öl:** grüner, frisch-blumiger Duft und doch etwas holzig und herb. Das Öl wirkt entspannend, antibakteriell und ist in Körperölen gut verträglich.

In der Homöopathie
keine Verwendung

Traditionelle Anwendung
Zerkleinerte Orangenschalen eignen sich als Geschmacksverbesserer in Tees und geben ihnen eine schöne Farbe. Ein Tropfen frisches Orangenöl in eine Kanne Tee ergibt ein feines Aroma.

Als Lebensmittel
Orangen *(C. sinensis)* sind beliebte Früchte für groß und klein und sehr gesund aufgrund des hohen Vitamin-C-Gehalts und der antioxidativ wirksamen Flavonoide.

Interessantes und Nützliches

Ein Orangenbaum im Wintergarten verbreitet einen traumhaften Duft mit seinen jungen Zweigen und Blättern, sofern er ausreichend Dünger erhält. An einem sonnigen, warmen Platz kann er selbst im Allgäu den Sommer im Freien verbringen, muss aber vor dem ersten Frost ins Winterquartier.

Wie alle Agrumenöle besitzt Orangenöl eine kurze Haltbarkeit (ein halbes Jahr) und sind photosensibilisierend.

● Tipp für den Advent

Eine Orange, gespickt mit Nelkenknospen, verbreitet frischen Duft im Advent.

Notizen

Palmarosagras – *Cymbopogon martinii* (Roxb.) Will. Watson

Pflanzensteckbrief

Familie: Süßgräser, *Poaceae (Gramineae)*
Ursprungsland: Südindien, Sri Lanka
Höhe: 60–100 cm
Blütezeit, -farbe: Juli bis August; unscheinbar grün

Standort und Biologie

- sonnig
- Kübelpflanze
- nährstoffreicher, durchlässiger Boden
- mehrjährig
- Überwinterung im Warmhaus bei 12–18 °C, Zone 9

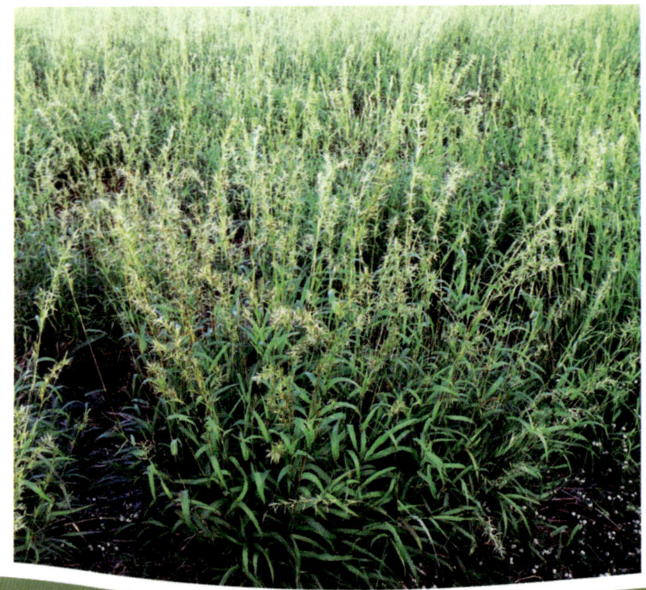

Anwendung

Das getrocknete Gras liefert ein blumig, leicht grasig duftendes ätherisches Öl.

Arzneilich nachgewiesene Wirkung

Alkoholisch-wässrige oder weinige Auszüge in Tonika werden zur Nervenberuhigung eingesetzt.

Wirkung des ätherischen Öls

Antibakteriell, pilzhemmend und antiviral sowie leicht wehenanregend. In Aromamischungen bewährt zur symptomatischen äußerlichen Unterstützung bei Lymphstau und Ödembildungen. Psychisch hilft es bei Verstimmungen und Stress.

In der Homöopathie

keine Verwendung

Traditionelle Anwendung

Aus der afrikanischen Volksmedizin übernommen als schwaches Beruhigungsmittel und bei Verdauungsstörungen sowie bei Nervosität und Erkältung eingesetzt.

Als Lebensmittel

Das ätherische Öl wird zur Aromatisierung von Nahrungsergänzungsmittlen und Kosmetika verwendet.
Mit frischem Palmarosagras lässt sich ein köstliches Erfrischungsgetränk herstellen.

Interessantes und Nützliches

Aufgrund des hohen Gehalts an Geraniol (bis zu 90 %) wird das Öl zur Verschneidung von Rosenöl benutzt. Es wird auch als ostindisches Geraniumöl bezeichnet.

● Tipp aus dem Kräutergarten
Durch häufiges Schneiden wird die Bildung von Seitentrieben gefördert und die Pflanze kräftiger.

Pfefferminze – *Mentha x piperita* L.

früher: *M. aquatica x M. spicata* ssp. *spicata*

Pflanzensteckbrief

Familie: Lippenblütler, *Lamiaceae*
Ursprungsland: Ein Tripelbastard von den britischen Inseln aus folgenden Elternteilen: Rossminze (*Mentha longifolia* (L.) L.), rundblättrige Minze (*M. rotundifolia* (L.) Huds.), grüne Minze (*M. spicata* L.) und Wasserminze (*M. aquatica* L.); daher kein ursprüngliches Vorkommen, aber schon seit dem 15. Jh. in Kultur.
Höhe: 60–90 cm
Blütezeit, -farbe: Juli bis September; lilarosafarben

Standort und Biologie

- sonnig, halbschattig
- Wiese
- nährstoffreicher, durchlässiger, frischer Boden
- mehrjährig
- winterhart, Zone 3
- Bienen- und Insektenpflanze

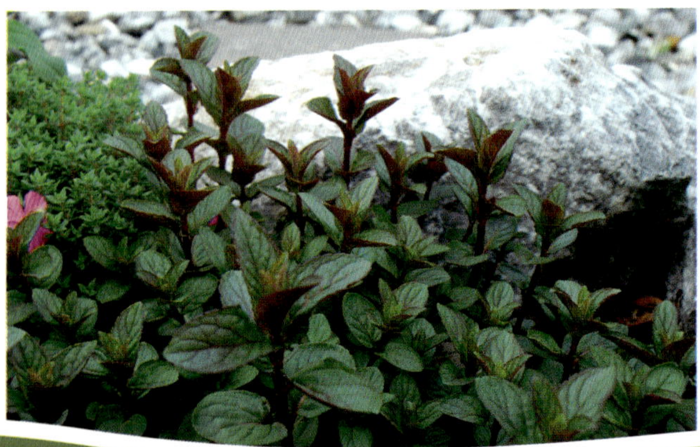

Anwendung

Frische oder getrocknete Blätter werden verwendet für die Kräuterheilkunde oder um das typische frische, klare, fast scharfe ätherische Öl zu gewinnen.

Arzneilich nachgewiesene Wirkung

Die Pfefferminze hilft bei krampfartigen Beschwerden im Magen-Darm-Bereich und in den Gallewegen, dabei ist die bekannteste Verwendung der Pfefferminzblätter der Tee. Am stärksten wirksam sind allerdings der standardisierte Pfefferminzblätter-Trockenextrakt nach dem Europäischen Arzneibuch (in Fertigarzneimitteln) sowie das Pfefferminzöl in Weichgelatinekapseln verabreicht.

Wirkung des ätherischen Öls

Entkrampfend, blähungswidrig, antibakteriell, kühlend, leicht anästhesierend, konzentrationsfördernd. In Aromamischungen bewährt bei Kopfschmerzen. Nicht anwenden bei Schwangeren mit Neigung zu vorzeitigen Wehen, bei Säuglingen und Kleinkindern. Während einer homöopathischen Behandlung ist Pfefferminzöl kontraindiziert.

In der Homöopathie

keine Verwendung

Traditionelle Anwendung

antibakteriell, kühlend, entkrampfend, krampflösend, galleflussfördernd

Als Lebensmittel

Zum Garnieren und Aromatisieren zahlreicher Lebensmittel (z. B. Cocktails, Eis etc.)

Interessantes und Nützliches

Pfefferminze im Garten wuchert; in einem Topf ohne Boden kann eine zu starke Verbreitung vermieden werden, aber nach 2–3 Jahren wird sie dann auch verschwinden, wenn Sie nicht rechtzeitig umgepflanzt wird. Vermehrung kann nur über Seitentriebe und nicht durch Samen erfolgen, weil die Pflanze ein Tripelbastard ist (s. S. 210).

Die *Mentha x piperita* L. wird wieder unterschieden in:

- *Mentha x piperita* L. var. *piperita* forma *rubescens*, die dunkelgrüne Mitcham-Minze.
- *Mentha x piperita* L. var. *piperita* forma *pallescens*, die hellgrüne Thüringer-Minze.

● Tipp aus dem Kräutergarten

Eine Handvoll frische Pfefferminzblätter in einem Wasserkrug ergeben ein herrlich frisches Pfefferminzwasser an heißen Tagen. Aber Achtung, über längere Zeit getrunken kann dieses Wasser zu Magenbeschwerden führen. Außerdem wird es besser nicht am Abend getrunken, da es zu einer Entkrampfung des Magenpförtners führt und somit Sodbrennen auslösen kann.

Notizen

Quendel –

Thymus serpyllum L. ssp. serpyllum

Pflanzensteckbrief

Familie: Lippenblütler, *Lamiaceae*
Ursprungsland: Zentral-, West- und Nordeuropa bis Russland
Höhe: 10–20 cm
Blütezeit, -farbe: Juni bis August; violett

Standort und Biologie

- sonnig
- Wiese
- magerer, durchlässiger, stickstoffarmer Boden, trockener Rasen, sandiger Lehm
- mehrjährig
- winterhart, Zone 5
- Bienen- und Insektenpflanze

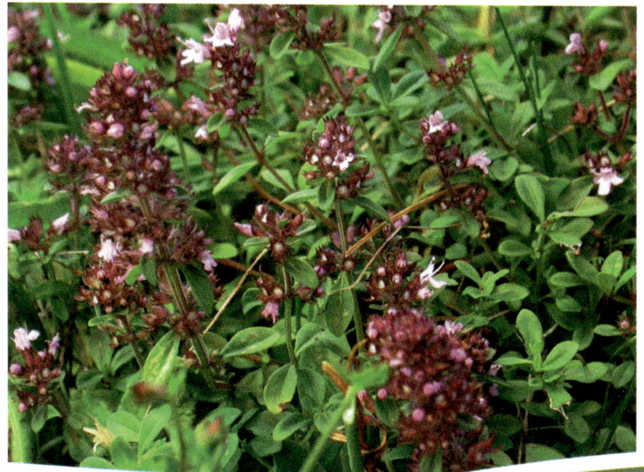

Anwendung

Die getrockneten Blätter und Blüten werden als gerebeltes Kraut verwendet und daraus wird auch das mild würzig krautige ätherische Öl gewonnen, das eher nach Kümmel riecht, aufgrund des hohen Gehalts an Carvacrol.

Arzneilich nachgewiesene Wirkung

Antibakteriell, krampflösend, schleimfördernd. Bei spastischer Bronchitis und Katarrhen der oberen Luftwege.

Wirkung des ätherischen Öls

Antibakteriell, desinfizierend und schmerzlindernd, aber geringer wirksam als Thymianöl (vgl. S. 255 ff.) Bei hautempfindlichen Menschen nur gering dosieren. In Aromamischungen niedrig dosiert zur Pflege und für Wickel und Auflagen in Erkältungszeiten.

In der Homöopathie

Wenig verwendet; wenn, dann in tiefen Potenzen bei Atemwegsinfektionen, nervösem Asthma und Keuchhusten sowie Halsentzündungen.

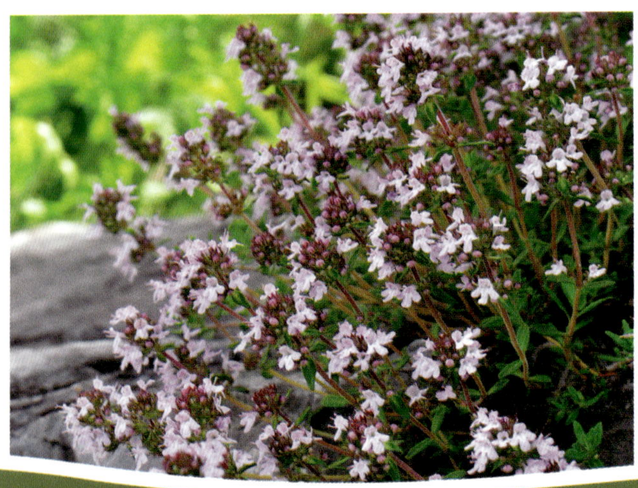

Traditionelle Anwendung
Antimikrobiell, krampflösend; aufgrund des guten Geruchs und Geschmacks (enthält kein Thymol) besonders gut geeignet für die Kinderheilkunde zur Unterstützung der Schleimlösung im Bereich der Atemwege.

Als Lebensmittel
Kann wie Thymian in der Küche als Gewürz benutzt werden.

Interessantes und Nützliches
Wird auch als Feld- und Sandthymian bezeichnet. Die Blätter sind zum Unterschied zu den lanzettlichen Blättchen des Thymians länglich-eiförmig.

● **Tipp aus dem Kräutergarten**
Im Garten eine dankbare und robuste, sich gut ausbreitende Pflanze. Quendel ist im Allgäu reichlich wild zu finden und verströmt bei Berührung einen betörenden Thymiangeruch.

Notizen

Ringelblume – *Calendula officinalis* L.

Pflanzensteckbrief

Familie: Korbblütler, *Asteraceae (Compositae)*
Ursprungsland: Europa
Höhe: 30–60 cm
Blütezeit, -farbe: Juni bis September; gelb bis kräftig orange

Standort und Biologie
- sonnig
- Garten
- nährstoffreicher, durchlässiger, normaler Gartenboden
- ein- bis zweijährig
- winterhart, Zone 3
- Bienen- und Insektenpflanze

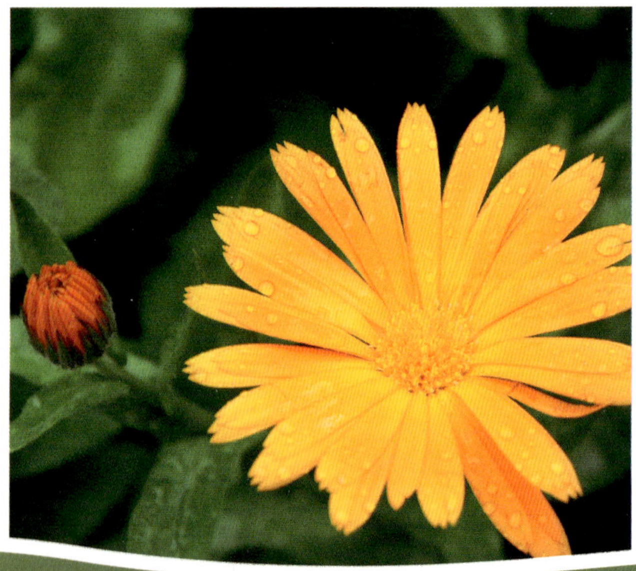

Anwendung

Verwendet werden die ganzen Blütenköpfchen bzw. am besten nur die Zungenblüten (Calendulae flos sine calycibus, d. h. ohne die grünen Kelchblätter). Saubere, trockene Blüten werden zur Herstellung des Ringelblumenöls in Olivenöl mehrere Wochen der Sonne zum Reifen ausgesetzt (Mazeration), nach Abseihen und Filtern steht ein wertvolles Öl zur Körperpflege oder zur Behandlung von gereizter Haut zur Verfügung – in Aromamischungen ein bewährtes Trägeröl für ätherische Öle.

Arzneilich nachgewiesene Wirkung

Ringelblumenextrakte wirken unterstützend bei Wunden mit schlechter Heilungstendenz. Wässrige Auszüge dienen zur Reinigung verschmutzter Wunden und helfen bei Entzündungen in Mund- und Rachenraum.

Wirkung in Aromamischungen

Wie oben genannt wird das Mazerat verwendet zur Behandlung von schlecht heilenden Wunden oder gereizter Haut.

In der Homöopathie

Eine bewährte Arznei zur Behandlung von entzündeten Wunden und bei Babys, die im Windelbereich zu Wundsein neigen. Gehört in jede homöopathische Hausapotheke.

Traditionelle Anwendung

Entzündungshemmend, kann versuchsweise bei Ulcus cruris (Unterschenkelgeschwür) verwendet werden.

Als Lebensmittel

Einige Blüten auf dem Salat sehen nicht nur dekorativ aus, sondern schmecken auch noch gut. Allergiker sollten nur die Zungenblättchen und nicht den grünen Blütenkelch verwenden. Getrocknete Blüten können beim Brotbacken in den Teig gegeben werden.

Interessantes und Nützliches

Allergiker sollten Ringelblumen- den Arnikapräparaten vorziehen, da diese besser verträglich sind.

Von der Herstellung eigener Ringelblumensalben mit Schweineschmalz oder Hammeltalg muss abgeraten werden, da diese Grundlagen zu Hautreizungen führen können und bei Lagerung über 10 °C schnell ranzig werden. Besser geeignet sind Salbengrundlagen aus der Apotheke. Unsinnig wäre es, Vaseline zu verwenden, da diese die Aufnahme von Wirkstoffen in die Haut verhindert. Für eine selbst gemachte Ringelblumensalbe 50 g frische, saubere, in der Mittagssonne gesammelte Zungenblättchen in 250 g leicht erwärmtem Kokosfett (ca. 50 °C) einige Stunden unter Umrühren ziehen lassen, durch ein sauberes Mulltuch (ES-Kompresse) abseihen und in ein ausgekochtes Glas gießen. Das riecht besser als das altbekannte Schweineschmalz, ist wesentlich stabiler und nicht hautreizend. Eine sehr feine und hautpflegende Alternative ist die Verwendung von Sheabutter.

● Tipp aus dem Kräutergarten

Ringelblumen können im Garten zur Plage werden, deshalb im Frühjahr rechtzeitig ausdünnen. Wird zu tief umgegraben, verschwinden die schönen Pflanzen.

Notizen

Rose – *Rosa x damascena* Mill.

Pflanzensteckbrief

Familie: Rosengewächse, *Rosaceae*
Ursprungsland: Persien, Türkei, Bulgarien, Marokko
Höhe: 150–200 cm
Blütezeit, -farbe: Juni bis September; weiß, rosa bis karminrot

Standort und Biologie

- sonnig bis leicht schattig
- Kulturpflanze, Garten
- nährstoffreicher, durchlässiger Boden, sandiger Lehm
- mehrjährig
- winterhart, Zone 5
- einfach blühende Sorten sind Bienen- und Insektenpflanzen

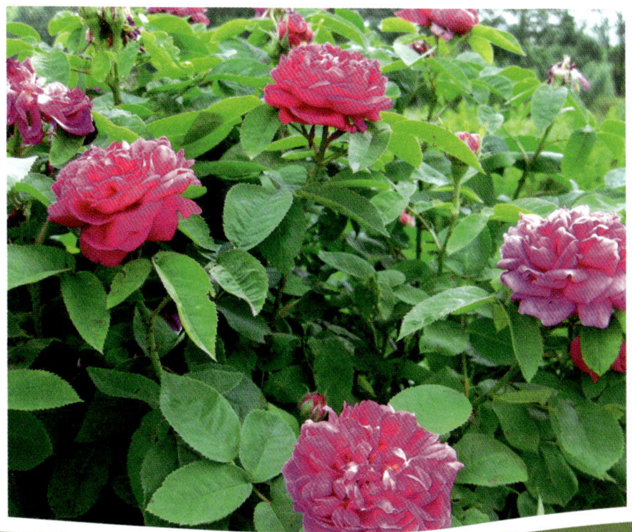

Anwendung

Sowohl für das ätherische Öl als auch für die Teezubereitungen werden die Blüten geerntet. Die vollständig geöffneten Blüten werden bei Sonnenaufgang gesammelt, da zu dieser Tageszeit der Gehalt an kostbarem, vollblumigem, intensivem Rosenöl am höchsten ist.

Arzneilich nachgewiesene Wirkung

Bei Entzündungen der Mund- und Rachenschleimhaut werden die keimhemmenden, adstringierenden und entzündungshemmenden Wirkungen genutzt.

Wirkung des ätherischen Öls

Aufgrund der über 500 Inhaltsstoffe, die im ätherischen Rosenöl enthalten sind, kann es bei vielen Beschwerden eingesetzt werden, vorausgesetzt der Rosenduft gefällt. Rosenöl zählt zu den teuersten ätherischen Ölen und wird daher leider oft gefälscht oder verschnitten mit billigen ätherischen Ölen angeboten. Seine Wirkungen gehen von antiseptisch über wundheilend bis schmerzstillend und pilztötend. Ob in der Geburtshilfe oder in der Sterbebegleitung, Rosenduft als ätherisches Öl oder als Rosenhydrolat ist aus der Aromatherapie nicht wegzudenken.

In der Homöopathie

Nur selten oder gar nicht verwendet, obwohl Arzneiprüfungen in C6 und C30 vorliegen für Asthma, Heuschnupfen mit wässrigem Schnupfen und Jucken von Nase und Augen mit häufigem Niesen. Die Wirksamkeit wird auch von Homöopathen äußerst kontrovers diskutiert.

Traditionelle Anwendung

Die Rosenblüten sind schon lange bekannt als beruhigend, ausgleichend und harmonisierend.

Als Lebensmittel

Ein „Hauch“ Rosenöl in Apfelsaft (1 Tropfen auf 2 l) ergibt ein wunderschönes Festgetränk. Als Aperitif zu empfehlen ist ein Glas Sekt oder Saft mit einem Teelöffel Rosenwasser und zwei bis drei duftenden Rosenblättchen der Damascenerrose.

Interessantes und Nützliches

Zur Herstellung des geschätzten Rosenhydrolates, das bei vielen Schleimhautproblemen erfolgreich eingesetzt wird, wird auch die *Rosa x alba* L. destilliert. Ihr ätherisches Öl ist eine absolute Rarität auf dem Ätherisch-Öl-Markt und sehr teuer.

Es wird vermutet, dass *Rosa x damascena* Mill. eine Kreuzung ist aus *Rosa gallica* L. und *Rosa moschata* Herrm. Die weiße Rose *(Rosa x alba)* ist vermutlich schon aus der Römerzeit bekannt. Eine der bekanntesten Sorten ist die rosafarbene, gefüllte, einmalblühende „Königin von Dänemark“.

Frische Rosenblüten in der Badewanne machen aus dem Bad ein sinnliches Aphrodite-Erlebnis. Verblühte Rosen, in einer Schale getrocknet, sind wunderbar zum Beduften von Wohnung oder Wäscheschrank.

● Tipp aus dem Kräutergarten

Bei einmalblühenden Rosen darf der Rückschnitt nur nach der Blüte erfolgen, nicht im Frühjahr, da die Rose am letztjährigen Holz blüht. Bekannte öfterblühende Damascenerrosen sind „Rose de Resht“, „Comte de Chambord“, „Jacques Cartier“ u. v. m.

Rosengeranie –

Pelargonium graveolens L' Hér.

Pflanzensteckbrief

Familie: Storchschnabelgewächse, *Geraniaceae*
Ursprungsland: Kapregion (Südafrika)
Höhe: 50–150 cm
Blütezeit, -farbe: Mai bis November; zart rosa

Standort und Biologie

- sonnig
- Kübelpflanze
- nährstoffreicher, durchlässiger, eher trockener Boden
- mehrjährig
- Überwinterung im Kalthaus, Zone 9
- Bienen- und Insektenpflanze

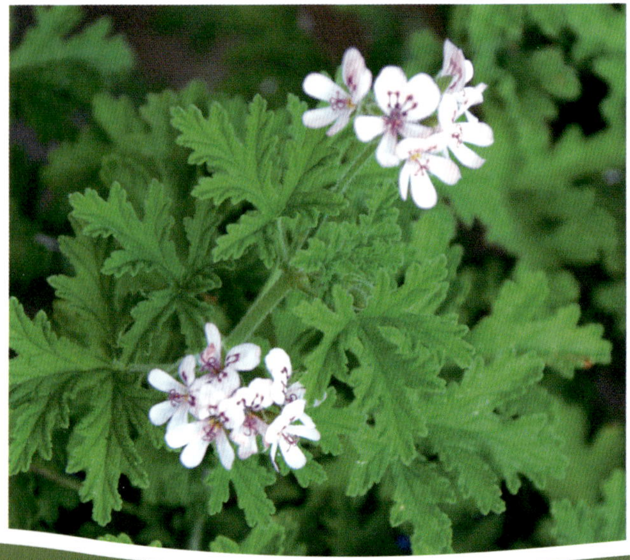

Anwendung

Die Blätter und Blüten ergeben ein wunderbar zart rosig und fein krautig duftendes ätherisches Öl. In der Pflanzenheilkunde werden nur die Blätter verwendet.

Arzneilich nachgewiesene Wirkung
Es sind keine Wirksamkeitsnachweise bekannt.

Wirkung des ätherischen Öls
Hautpflegend, entzündungshemmend; bewährt bei Pilzinfektionen im Schleimhautbereich und zur Vorbeugung von Schwangerschaftsstreifen oder einfach nur insektenabwehrend. Ein Duft, der gerne in Aromamischungen verarbeitet wird.

In der Homöopathie
keine Verwendung

Traditionelle Anwendung
Keine Verwendung, weil kaum bekannt.

Als Lebensmittel
keine Verwendung

Interessantes und Nützliches
Rosengeranienöl wird oft benutzt um das teure echte Rosenöl zu strecken. Vor der Balkontür hält der Duft einer Pflanze lästige Insekten fern.

● **Tipp aus dem Kräutergarten**
Mittels Stecklingen lässt sich die pflegeleichte Pflanze gut vermehren. Ein regelmäßiges Zurückschneiden belohnt sie mit dichtem Wuchs.

Rosmarin – *Rosmarinus officinalis* L.

Pflanzensteckbrief

Familie: Lippenblütler, *Lamiaceae*
Ursprungsland: Mittelmeergebiet
Höhe: 60 cm
Blütezeit, -farbe: März bis Juni, evtl. September bis November; von zart hellblau bis dunkelblau, lila, weiß, rosa

Standort und Biologie

- sonnig
- Garten, Kiesbeet
- magerer, durchlässiger Boden
- mehrjährig
- Winterhärte sorten- und standortbedingt: an von Osten und Norden geschützten Plätzen mit Vliesschutz, Zone 7–8
- Bienen- und Insektenpflanze

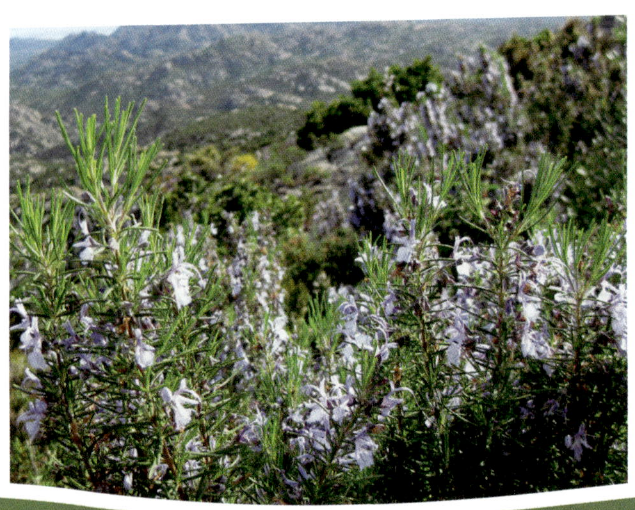

Anwendung

Verwendet werden die schmal-linealen, fast nadelförmigen Blätter zur Herstellung von Tinkturen und Rosmarinwein und zur Gewinnung des ätherischen Öls; es riecht krautig, leicht feurig bis typisch kampfrig.

Arzneilich nachgewiesene Wirkung

Rosmarinpräparate werden innerlich bei Verdauungsstörungen und zur Unterstützung der Herz-Kreislauf-Funktion angewendet, äußerlich bei rheumatischen Erkrankungen und auch bei Kreislaufbeschwerden.

Wirkung des ätherischen Öls

Kräftigend, durchblutungsfördernd, schmerzlindernd, antibakteriell, regt Leber und Gallefluss an. Beliebt bei Sportlern in Aromamischungen zur Massage.

In der Homöopathie

Eher selten verwendet, wenn, dann in tiefen Potenzen bei Gedächtnisschwäche und Schläfrigkeit.

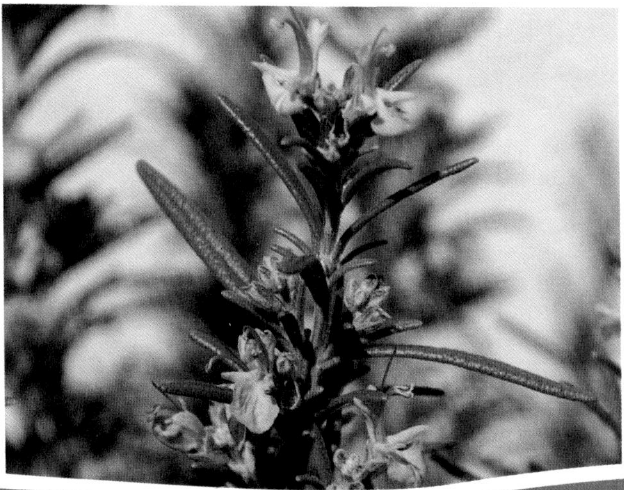

Traditionelle Anwendung
durchblutungsfördernd, krampflösend, appetitsteigernd und bei chronischen Lebererkrankungen

Als Lebensmittel
Frische grüne Triebe auf einem frisch angebratenen Fleischstück sind ein wunderbar duftendes, verdauungsförderndes Gewürz. Rosmarin ist Hauptbestandteil der „Kräuter der Provence“, er ist ein typisches Gewürz für die italienische, spanische und provenzalische Küche. Das Kraut ist auch Bestandteil des mexikanischen Nationalgerichtes „Rosmeritas“.

Interessantes und Nützliches
Rosmarinöl darf bei Schwangeren und Kleinkindern nur mit entsprechender Fachkenntnis eingesetzt werden und nur in sorgfältig geprüfter Qualität. Es stehen mehrere Varietäten zur Verfügung, die fachlich korrekt angewendet werden müssen. Als Morgentee bringt Rosmarin den Kreislauf in Schwung.

● Tipp aus dem Kräutergarten
Ihr Rosmarinstock verzeiht es Ihnen nicht, wenn er kurzen Frost abbekommt oder einmal die Schere zu tief in holzige Zweige gerät – er wird dann eingehen. Also immer nur wirklich frische grüne Triebe ernten.
Besonders winterharte Sorten für den Garten sind „Arp“, „Sudbury Blue“, „Blue Rain“.

Notizen

Salbei – *Salvia officinalis* L.

Pflanzensteckbrief

Familie: Lippenblütler, *Lamiaceae*
Ursprungsland: Südeuropa
Höhe: 40–60 cm
Blütezeit, -farbe: Mai bis Juli; blauviolett

Standort und Biologie

- sonnig
- Garten
- magerer, durchlässiger Boden
- mehrjährig
- winterhart, Zone 5
- Bienen- und Insektenpflanze

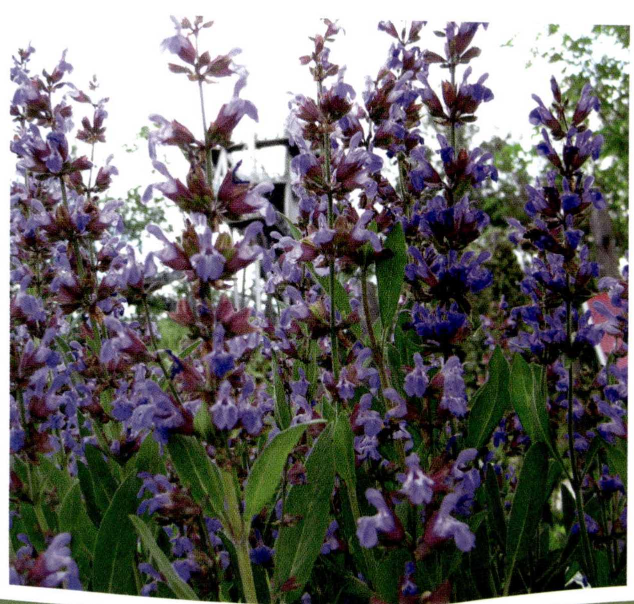

Anwendung

Verwendet werden die getrockneten Blätter kurz vor der Blüte, sowohl für die Kräuterheilkunde als auch zur Gewinnung des würzig krautigen ätherischen Öls.

Arzneilich nachgewiesene Wirkung

Extrakte hemmen das Wachstum von Bakterien und sind in hoher Dosierung eine Art „Antibiotikum". Salbeiauszüge vermeiden Entzündungen im Hals und Rachen. Sie lindern Zahnfleischentzündungen und helfen bei Magen- und Darmkrämpfen. Salbeitee vermindert eine vermehrte Schweißsekretion, vor allem Nachtschweiß. Frisch oder getrocknet in Kombination mit grünem Tee ein anregendes und die Stimmbänder pflegendes Morgengetränk für Vielredner.

Wirkung des ätherischen Öls

Antibakteriell, antiviral, schleimlösend, galleflussfördernd. Das ätherische Öl wird bei Menstruationsstörungen, in den Wechseljahren bei Schwitzanfällen eingesetzt. In Aromamischungen hat sich Salbeiöl bewährt bei Erkältungskrankheiten, zum Abstillen am Ende der Stillzeit (unter Hebammenaufsicht) und auch als Saunaöl.

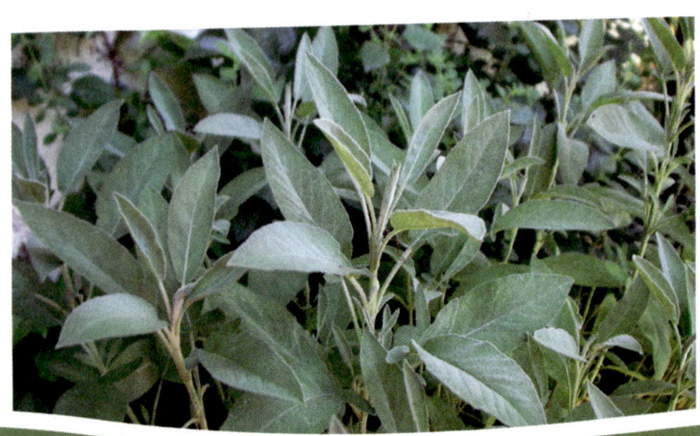

In der Homöopathie

keine Verwendung

Traditionelle Anwendung

Antiviral, zusammenziehend, gegen Halsschmerzen. Hebammen empfehlen Salbeitee zur Reduzierung der Milchmenge.

Als Lebensmittel

Salbeiblätter eignen sich gut als Beigabe im Salat oder als Gewürz für Fleischgerichte und Pizzas. Im Allgäu gibt es die „Salve-Küchle" (Blätter in Pfannkuchenteig ausbacken) als appetitanregende Vorspeise.

Interessantes und Nützliches

Achtung! Das ätherische Salbeiöl soll nur von Fachleuten und in geprüfter Qualität eingesetzt werden. Insbesondere bei Kindern und Asthmatikern sowie Epileptikern ist größte Vorsicht geboten. Gleiches gilt auch für alkoholische Zubereitungen, aufgrund des Gehaltes an α- und β-Thujon.

● Tipp aus dem Kräutergarten

Frisch aus dem Garten gepflückt, ergeben wenige Blätter einen herrlich schmeckenden Tee.
Bei strengen Frösten ist Vliesabdeckung empfehlenswert.
Beim Kauf der Jungpflanzen oder Samen darauf achten, dass in Gärtnereien auch der dreilappige griechische Salbei *(S. triloba)* sowie viele verschiedene Zier-Salbeisorten angeboten werden.

Notizen

Schafgarbe, Wiesen-Schafgarbe – *Achillea millefolium* L. spp. *millefolium*

Pflanzensteckbrief

Familie: Korbblütler, *Asteraceae (Compositae)*
Ursprungsland: Europa, West- und Kleinasien bis Sibirien
Höhe: 30 cm
Blütezeit, -farbe: Juni bis September; weiß, hauchzart rosafarben (rot nur in Kultur)

Standort und Biologie

- sonnig
- Wiese, Wegesrand
- magerer, durchlässiger Boden
- mehrjährig
- winterhart, Zone 2
- Bienen- und Insektenpflanze

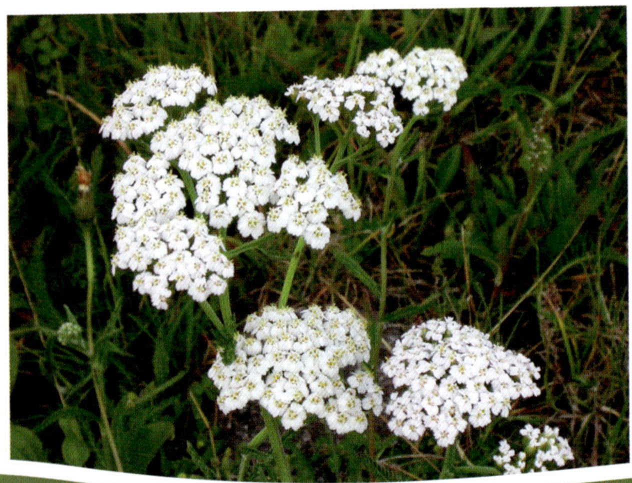

Anwendung

Das Kraut oder besser die Blüten alleine werden zur Herstellung von Medizinaltees und Tinkturen und zur Gewinnung des tiefblaugrünen ätherischen Öls verwendet, das einen ganz besonders warm-krautigen bis leicht süßlich erdigen Duft aufweist.

Arzneilich nachgewiesene Wirkung

Innerlich bei Appetitlosigkeit und krampfartigen Beschwerden im Magen-Darm-Bereich, äußerlich bei Frauen als Sitzbad gegen Krämpfe im Unterleib und Unruhezustände in den Wechseljahren, außerdem als Tinktur zur Wundbehandlung (sofern Proazulene vorhanden sind).

Wirkung des ätherischen Öls

Entzündungshemmend, wundheilungsfördernd und schleimlösend. In schwierigen Lebensphasen psychisch stärkend, ausgleichend und zur inneren Mitte führend.
Das Schafgarbenöl darf nur äußerst sparsam eingesetzt werden. Außerdem muss bedacht werden, dass es (wie Kamillenöl) blaue Flecken hinterlässt, die sich meist nicht mehr entfernen lassen. Wird Schafgarbenöl über ein Jahr aufbewahrt „frisst" es sich im zweiten Jahr langsam aber sicher durch die Plastikverschlüsse der Flaschen, was die Aktivität reiner ätherischer Öle beweist. Das Öl ist in den Händen von Fachleuten sehr hilfreich, aber für Laien eher ungeeignet.

In der Homöopathie

Die homöopathische Arznei Millefolium ist eine der bewährtesten Arzneien bei Nasenbluten, aber auch bei starken Monatsblutungen.

Traditionelle Anwendung
Entkrampfend, adstringierend, antibakteriell, Anwendung wie unter „Arzneilich nachgewiesene Wirkung“ beschrieben.

Als Lebensmittel
Junge Blätter können dem Salat beigegeben werden oder kommen in die traditionelle „Gründonnerstagsuppe“, die aus neun verschiedenen Käutern hergestellt wird. Sie soll gegen Frühjahrsmüdigkeit helfen und den Körper entschlacken.

Interessantes und Nützliches
Da von der Schafgarbe in Europa 20 gleich aussehende chemische Varianten, sog. Chemotypen, vorkommen, kann man bei der Wildsammlung nicht sicher sein, den richtigen (wirksamen) Chemotypus erwischt zu haben!

● Tipp aus dem Kräutergarten
Die gelben Kultur-Schafgarben, welche keine arzneiliche Wirkung haben, lassen sich wunderbar trockenen und sind eine Augenweide an tristen Wintertagen. Getrocknetes Schafgarbenkraut ist ein guter Bodendünger.

Notizen

Schöllkraut –
Chelidonium majus L. var. *majus*

Pflanzensteckbrief

Familie: Mohngewächse, *Papaveraceae*
Ursprungsland: Europa, Asien, Nordafrika
Höhe: 60 cm
Blütezeit, -farbe: April bis Oktober; gelb

Standort und Biologie
- halbschattig
- Wiese, Wald
- magerer, durchlässiger Boden
- ein- bis mehrjährig
- winterhart Zone 6

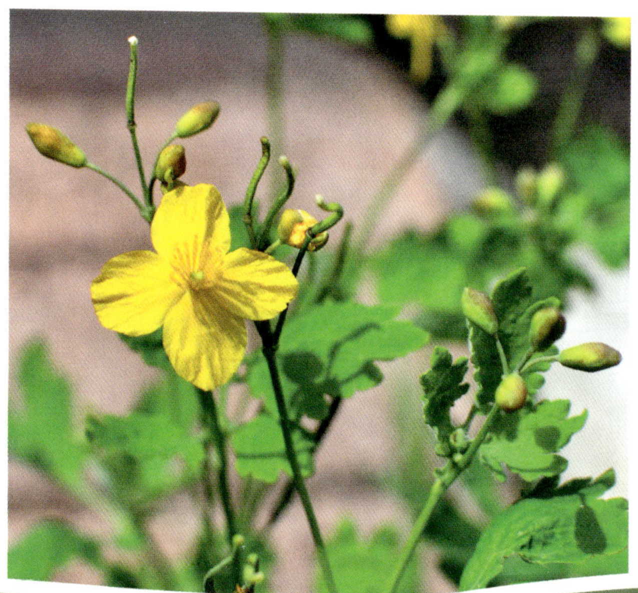

Anwendung

Verwendet wird das blühende Kraut.

Arzneilich nachgewiesene Wirkung
Hilfreich bei krampfartigen Beschwerden im Bereich der Gallenwege und des Magen-Darm-Trakts, jedoch nicht geeignet für selbst hergestellte Schöllkrautzubereitungen! Selbst in medizinischen Tees darf es nur begrenzt eingemischt werden.

Wirkung des ätherischen Öls
keine Verwendung

In der Homöopathie
Chelidonium zählt zu den bewährten Arzneien bei Lebererkrankungen (in tiefen Potenzen). Da die Pflanze als Arzneidroge aufgrund ihrer Alkaloide nur noch in sehr geringer Dosierung eingesetzt werden darf, ist es ratsam auf die homöopathischen Tiefpotenzen zurückzugreifen.

Traditionelle Anwendung
Krampflösend im Verdauungstrakt. Mit dem frischen Schöllkraut-Saft werden Warzen behandelt – die Wirksamkeit ist jedoch nicht belegt.

Als Lebensmittel
keine Verwendung

Interessantes und Nützliches
Giftig! Schöllkraut ist in größeren Mengen und bei längerer Einnahme lebertoxisch.
Vorsicht bei der Berührung: Wenn die Stengel brechen, färben sie Haut und Kleidung gelb.

● Tipp aus dem Kräutergarten
Schöllkraut ist eine Indikatorpflanze für stickstoffreichen Boden, da es dort am liebsten wächst.

Sonnenhut, roter –

Echinacea purpurea (L.) Moench

Pflanzensteckbrief

Familie: Korbblütler, *Asteraceae (Compositae)*
Ursprungsland: Süd-, Südost- und Zentral-USA
Höhe: 80 cm
Blütezeit, -farbe: Juli bis September; purpurrot

Standort und Biologie

- sonnig
- Garten
- nährstoffreicher, durchlässiger Boden
- mehrjährig
- winterhart, Zone 3
- Bienen- und Insektenpflanze

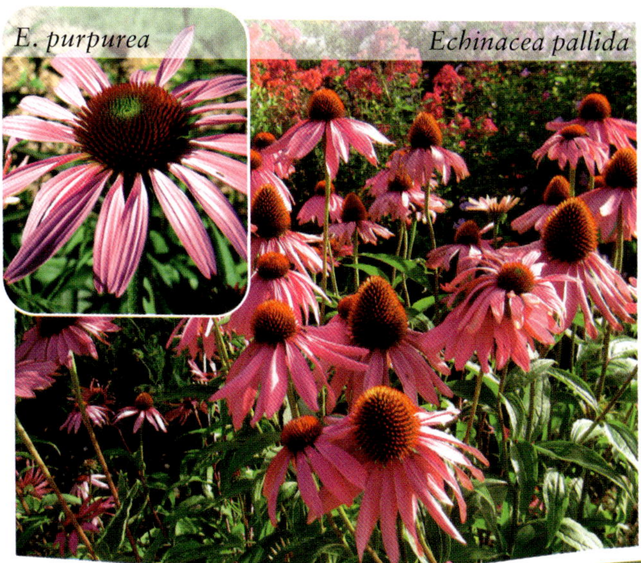

E. purpurea *Echinacea pallida*

Anwendung

Das frische blühende Kraut der *Echinacea purpurea* (L.) Moench, wird zur Herstellung von Frischpflanzenpressaft, Tinkturen und Trockenextrakten verwendet. Manchmal wird auch die Wurzel von *Echinacea pallida* (Nutt.) Nutt. verarbeitet, jedoch ist diese Art nicht ausreichend untersucht, so dass allgemein *E. purpurea* empfohlen wird.

Arzneilich nachgewiesene Wirkung
Immunmodulator bei banalen Erkältungskrankheiten und sich wiederholenden Infekten im Bereich der Atemwege und der ableitenden Harnwege.

Wirkung des ätherischen Öls
keine Verwendung

In der Homöopathie
Urtinkturen oder tiefe Potenzen zur Immunstärkung sowie bei Infektionen und als Salbe bei chronischen Herpeserkrankungen.

Traditionelle Anwendung
Immunbiologisch. Die deutsche „Hausmedizin" kennt traditionell den Sonnenhut nicht, er ist eine typische Heilpflanze der Indianer. Mittlerweile aber wird die kurative und prophylaktische Wirksamkeit standardisierter Echinaceapräparate in der Selbstmedikation sehr geschätzt. Von einem Teeaufguss hingegen sind keine Heilwirkungen zu erwarten.

Als Lebensmittel
keine Verwendung

Interessantes und Nützliches

Achten Sie beim Kauf von Jungpflanzen darauf, welche Pflanze es wirklich sein soll, da die Arten oft verwechselt werden, oder gar eine Zier-Rudbeckia angeboten wird. Die wichtigsten Arten, neben *E. purpurea*, sind im Handel:

- die schmalblättrige *Echinacea angustifolia* DC., winterhart Zone 3, auch „schmalblättriger Igelkopf" genannt.
- Die schmallanzettliche *Echinacea pallida* (Nutt.) Nutt., winterhart Zone 5, auch „Prärie-Igelkopf" genannt.

Daneben sind zahlreiche Zuchtsorten erhältlich.

● **Tipp aus dem Kräutergarten**

Im Garten eine herrlich ausdauernd blühende Zierpflanze, die auch Roter Scheinsonnenhut genannt wird.

Notizen

Stechapfel, gewöhnlicher weißer –

Datura stramonium L. var. *stramonium*

Pflanzensteckbrief

Familie: Nachtschattengewächse, *Solanaceae*
Ursprungsland: Nordamerika, Mexiko
Höhe: 1–1,5 m
Blütezeit, -farbe: September bis Oktober; zartviolett

Standort und Biologie

- hell, sonnig
- Waldrand, Hochgebirge, Schutthalden
- nährstoffreicher Boden
- einjährig
- Zone 7

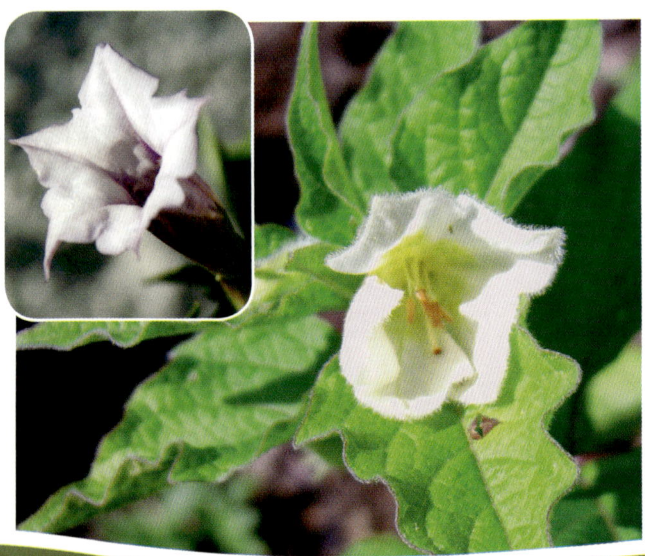

Anwendung

Verwendet werden Blätter und Samen bzw. die daraus isolierten Alkaloide Hyoscyamin (bzw. Atropin) und Scopolamin.

Arzneilich nachgewiesene Wirkung

Das Atropin wird in Augentropfen und in verschreibungspflichtigen pharmazeutischen Präparaten verarbeitet.

Wirkung des ätherischen Öls

keine Verwendung

In der Homöopathie

Die Arznei Stramonium wird von Therapeuten in Hochpotenzen bei Störungen des zentralen Nervensystems, Fieber und Schlafstörungen sowie bei Erregungsszuständen höchsten Grades verwendet.

Traditionelle Anwendung

keine Verwendung

Als Lebensmittel

keine Verwendung

Interessantes und Nützliches

Giftig! Der Stechapfel ist sehr giftig!

● Tipp aus dem Kräutergarten

Die als Zierpflanzen anzutreffenden Datura-Arten öffnen ihre Blüten erst nach 19 Uhr und werden von Nachtschmetterlingen bestäubt.

Notizen

Stephanskraut –
Delphinium staphisagria L.

Pflanzensteckbrief

Familie: Hahnenfußgewächse, *Ranunculaceae*
Ursprungsland: Südeuropa, Nordafrika, Mittelmeerraum
Höhe: 120 cm
Blütezeit, -farbe: Juni bis Juli; blau

Standort und Biologie
- sonnig
- Kübelpflanze, Garten
- nährstoffreicher, durchlässiger Boden
- zwei- bis mehrjährig
- Überwinterung im Kalthaus, Zone 8

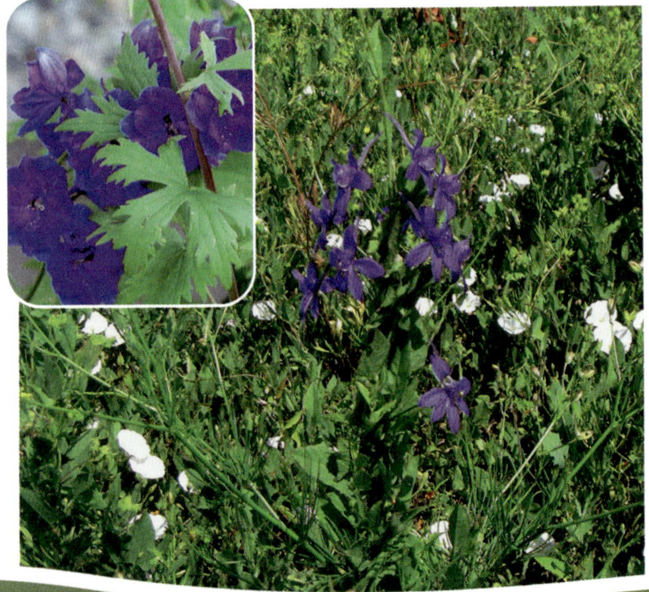

Anwendung

Für die Herstellung der homöopathischen Arznei werden die getrockneten Samen der Pflanze verarbeitet.

Arzneilich nachgewiesene Wirkung
keine Verwendung

Wirkung des ätherischen Öls
keine Verwendung

In der Homöopathie
Staphisagria sollte in keiner Hausapotheke fehlen, es ist *das* Mittel zur Behandlung von Schnitt- und Stichwunden, Harnwegsinfekten und bei allgemeiner Müdigkeit und Abgespanntheit in Folge von Verletzungen und Operationen.

Traditionelle Anwendung
keine Verwendung

Als Lebensmittel
keine Verwendung

Interessantes und Nützliches
Giftig! Das Stephanskraut ist schwach giftig aufgrund seiner Alkaloide.

● **Tipp aus dem Kräutergarten**
Der verwandte Garten-Rittersporn (*Delphinium elatum* L. und *grandiflorum* L.) ist eine beliebte winterharte Prachtstaude und ist nicht völlig ungiftig.

Notizen

Sumpfporst – *Ledum palustre* L.

Pflanzensteckbrief

Familie: Heidekrautgewächse, *Ericaceae*
Ursprungsland: Nordeuropa, Sibirien
Höhe: 60–150 cm
Blütezeit, -farbe: April bis Juli; weiß

Standort und Biologie

- sonnig bis halbschattig
- Moor
- magerer, saurer, frischer, durchlässiger Boden
- mehrjährig
- winterhart, Zone 2

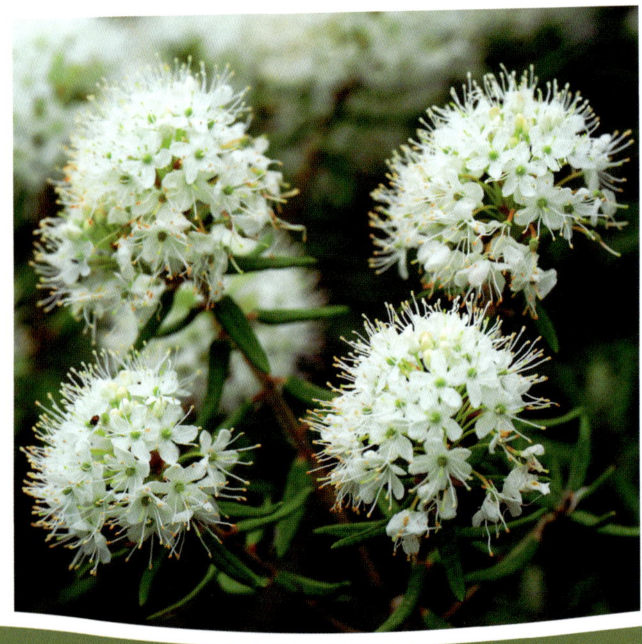

Anwendung

Für die homöopathische Arznei wird aus der ganzen frischen Pflanze die Urtinktur hergestellt.

Arzneilich nachgewiesene Wirkung
Wird heute in der Pflanzenheilkunde nicht mehr verwendet wegen unerwünschter Nebenwirkungen, z. B. heftige Reizerscheinungen im Magen-Darm-Trakt.

Wirkung des ätherischen Öls
keine Verwendung

In der Homöopathie
Ledum ist eine Arznei, die sich bewährt hat bei Verletzungen, wenn Arnika und Calendula nicht ausreichend wirken. Insbesondere hilfreich bei Stich- und Bissverletzungen, Zeckenbissen und bei Lumbago mit reißenden Schmerzen.

Traditionelle Anwendung
In der traditionellen Heilkunde wurden die Blüten für wassertreibende Anwendungen eingesetzt, wovon dringend abgeraten werden muss.

Als Lebensmittel
keine Verwendung

Interessantes und Nützliches
Giftig! Die Pflanze ist schwach giftig. „Finger weg" vom Sumpfporst, auch wenn er früher relativ oft verwendet wurde!
Ledum palustre wird auch als der „wilde Rosmarin" bezeichnet.

Süßholz, spanisches; Lakritze – *Glycyrrhiza glabra* L.

Pflanzensteckbrief

Familie: Schmetterlingsblütengewächse, *Fabaceae*
Ursprungsland: Mittelmeergebiet, Zentralasien
Höhe: 60 cm
Blütezeit, -farbe: Juni bis September; weiß bis hellviolett

Standort und Biologie

- sonnig
- Kulturpflanze, nährstoffreicher, durchlässiger, Gartenboden
- mehrjährig
- bedingt winterhart, Zone 8
- Bienen- und Insektenpflanze

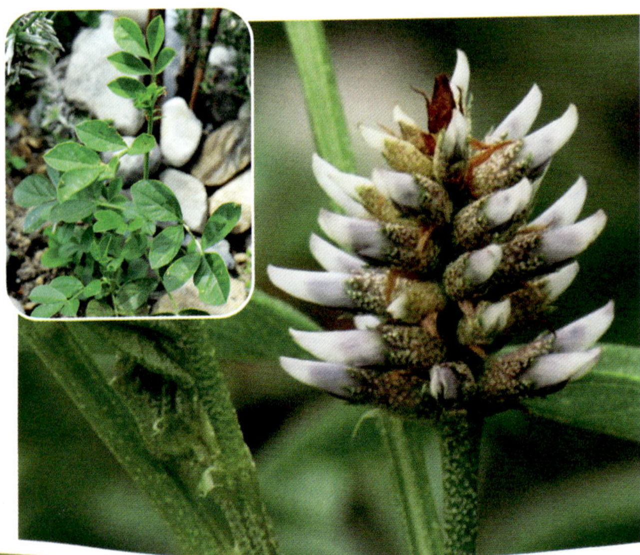

Anwendung

Verwendet werden die getrockneten Wurzeln für die Kräuterheilkunde, aus ihnen wird auch der Süßholzsaft (Succus Liquiritiae) hergestellt.

Arzneilich nachgewiesene Wirkung

Nachgewiesen ist die schleimlösende und auswurffördernde Wirksamkeit bei Erkrankungen der Atemwege wie beim produktiven Husten. Außerdem wirken Wurzelextrakte bei Magengeschwüren und sind entzündungshemmend, antiallergisch und antiviral.

Wirkung des ätherischen Öls

keine Verwendung

In der Homöopathie

keine Verwendung

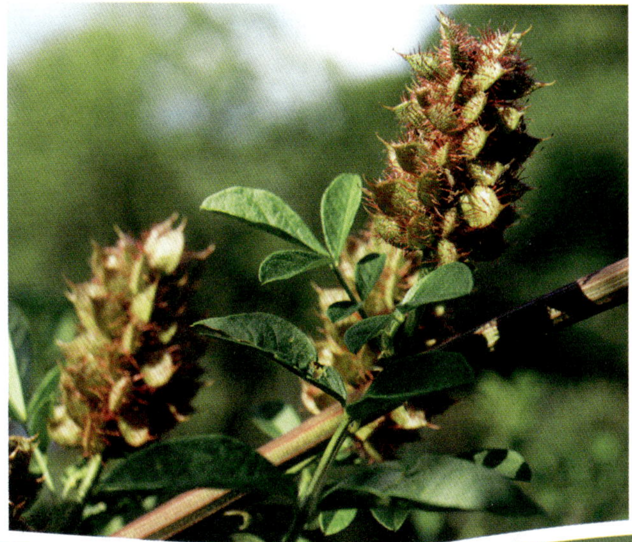

Traditionelle Anwendung
schleimlösend, krampflösend, bei Sodbrennen

Als Lebensmittel
Aus Süßholzwurzel wird Lakritze gemacht, die viele lieben, bei anderen dagegen auf große Abneigung stößt. Man sollte davon nicht mehr als 50 g am Tag essen, denn die klassische Lakritze enthält die entzündungshemmende Glycyrrhizinsäure, zuviel davon kann einen negativen Einfluss auf den Kaliumspiegel im menschlichen Organismus haben und zu Wasseransammlung (Ödem) führen. Lebensmittellakritze wird heute aber zum Teil deglycyrrhiziert.

Interessantes und Nützliches
Soll ohne ärztliche Überwachung nicht länger als 4–6 Wochen angewendet werden. Um Kräutertees einen angenehm süßen Geschmack zu verleihen, können ca. 10 % Süßholzwurzel zugefügt werden.
In unserem Duft- und Heilpflanzengarten auf der Burghalde überlebt die Pflanze bereits seit fünf Jahren ohne Schutz – das funktioniert aber z. B. nicht im Osten Bayerns.

● Tipp für der Schleckermund
Nimm „Haribo – macht-Kinder froh“, weil dort die Glycyrrhizinsäure bis auf Spuren entfernt ist!

Notizen

Süßkraut – *Stevia rebaudiana* (Bert.) Hemsl.

Pflanzensteckbrief

Familie: Korbblütler, *Asteraceae (Compositae)*
Ursprungsland: Paraguay
Höhe: 60 cm
Blütezeit, -farbe: September bis November, April bis Mai, Kurztagespflanze; weiß

Standort und Biologie

- sonnig
- Kübelpflanze, warmer Standort
- nährstoffreicher, durchlässiger, frischer Boden, empfindlich gegen Staunässe
- mehrjährig
- Überwinterung im Gewächshaus bei mind. 8–12°C, Zone 9

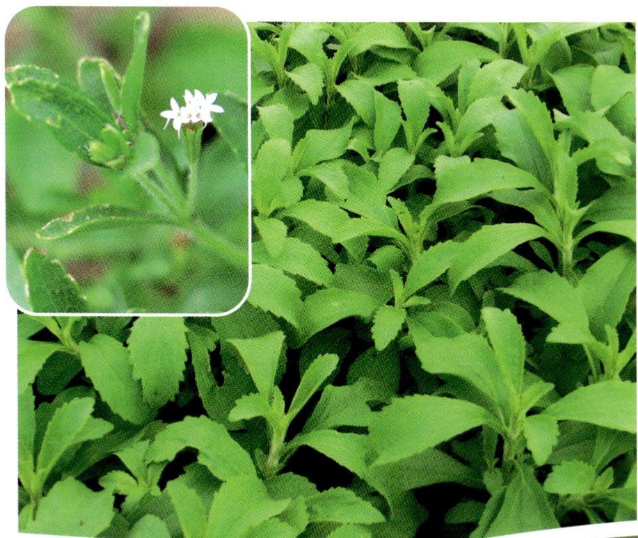

Anwendung

Die getrockneten oder frischen Blätter werden verwendet.

Arzneilich nachgewiesene Wirkung

Die Pflanze war in Europa bis vor ca. 20 Jahren unbekannt, daher keine Verwendung und keine Studien vorhanden.

Wirkung des ätherischen Öls

keine Verwendung

In der Homöopathie

keine Verwendung

Traditionelle Anwendung

Wird in Asien sowie in Paraguay als Süßstoff verwendet, als alternativer Süßstoff neuerdings auch bei uns.

Als Lebensmittel

Seit Dezember 2011 hat die Pflanze eine EU-Zulassung als neuartiges Lebensmittel, Novel Food, erhalten und ist somit offiziell erlaubt zum Süßen von Speisen. In Backwaren jedoch wird Stevia den Zucker nicht ersetzen können, denn hier wird das Volumen benötigt. Für Diabetiker ist Süßkraut unbedenklich anzuwenden. Der extreme Süßgeschmack schützt vor Missbrauch.

Interessantes und Nützliches

Das Kraut kann gut zum Süßen von Tees benutzt werden. Es genügt ein kleines Blattstückchen für eine Tasse, denn die Süßkraft ist 30-mal stärker als die von Zucker, die des Hauptinhaltstoffs Steviosid sogar ca. 300-mal.

● Tipp aus dem Kräutergarten

Bei der Überwinterung sterben oft die Blätter ab, der Wurzelstock treibt aber meist im März/April wieder aus. Um ein gutes Wachstum zu unterstützen ist es ratsam, die Blütenknospen auszubrechen. Bereits die Spitze eines Blattes versüßt einen Gartenspaziergang.

Tabak; virginischer Tabak – *Nicotiana tabacum* L.

Pflanzensteckbrief

Familie: Nachtschattengewächse, *Solanaceae*
Ursprungsland: Amerika, alte Kulturpflanze
Höhe: 100–200 cm
Blütezeit, -farbe: Juni bis September; rosa

Standort und Biologie

- sonnig
- Kübelpflanze
- nährstoffreicher, durchlässiger Gartenboden
- ein- bis zweijährig
- Zone 8

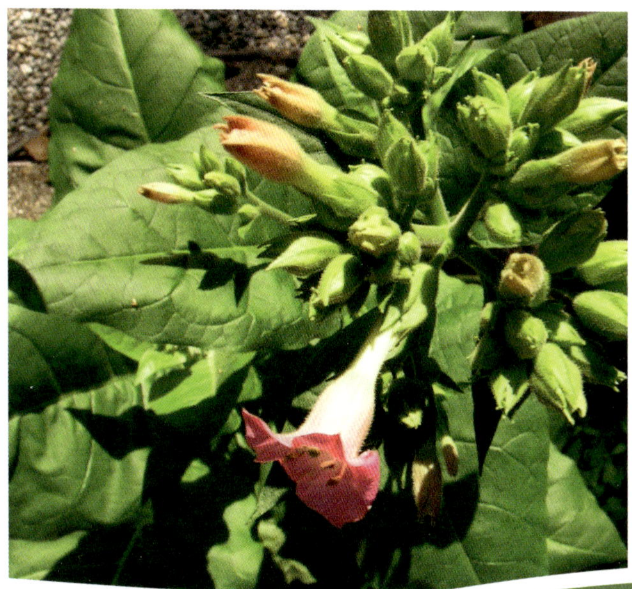

Anwendung

Für die Herstellung der homöopathischen Arznei wird eine Urtinktur aus den frischen Blättern vor der Blüte hergestellt. Die Anwendung der Blätter als Arzneipflanze ist obsolet. Es wird daraus aber das Reinalkaloid Nicotin zur Raucherentwöhnung gewonnen.

Arzneilich nachgewiesene Wirkung

Nicotin wirkt im Körper über die nicotinischen Acetylcholin-Rezeptoren und führt damit zu einer Blutdrucksteigerung, zu einer verstärkten Magensaftsekretion und zu einer Tonuserhöhung im Magen-Darm-Trakt.

Wirkung des ätherischen Öls

Keine Verwendung, aber für die Parfümerie wird ein Absolue hergestellt, das für eine typisch rauchige Duftnote eingesetzt wird.

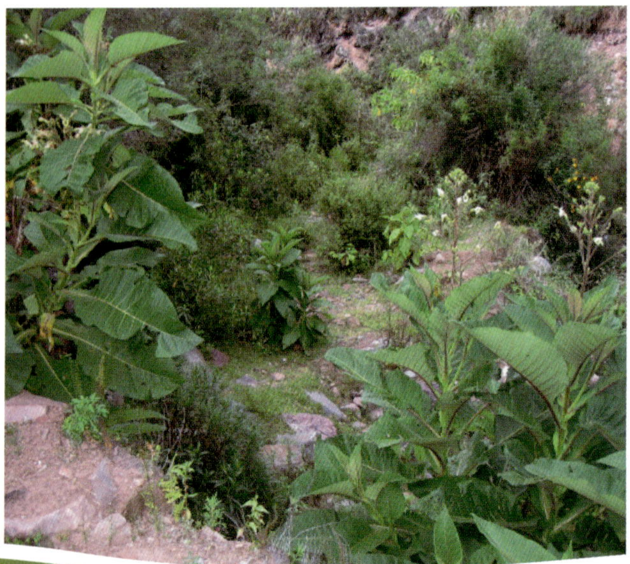

In der Homöopathie
Tabacum wird von Homöopathen bei Reiseübelkeit, Kopfschmerzen und krampfartigen Magen-Darm-Beschwerden in mittleren Potenzen verordnet.

Traditionelle Anwendung
Keine Verwendung – außer der Herstellung von eigenem Tabak zum Rauchen.

Als Lebensmittel
keine Verwendung

Interessantes und Nützliches
Giftig! Das giftige Alkaloid, das Nicotin, wird größtenteils in den Wurzeln gebildet, wandert aber im Laufe des Wachstums in die Blätter.

● Tipp aus dem Kräutergarten
Die Pflanze ist eine Augenweide im Garten – bedenken Sie aber, dass sie giftig ist. Schnecken lieben die jungen Pflanzentriebe.

Notizen

Teebaum –
Melaleuca alternifolia (Maid. et Bet.) Cheel

Pflanzensteckbrief

Familie: Myrtengewächse, *Myrtaceae*
Ursprungsland: Ost-Australien
Höhe: 80–200 cm
Blütezeit, -farbe: April bis Mai; weiß

Standort und Biologie

- sonnig
- Sumpfgebiet, Kübelpflanze
- nährstoffarmer, saurer, feuchter Boden, darf nicht austrocknen
- mehrjährig
- Überwinterung frostfrei, Zone 9

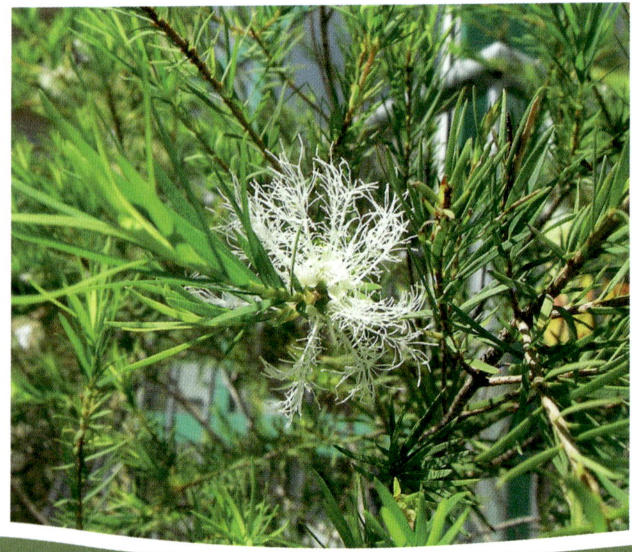

Anwendung

Das seit rund 30 Jahren in Europa bekannte ätherische Öl wird aus den jungen Zweigen und Blättern gewonnen.

Arzneilich nachgewiesene Wirkung

Es liegen Studien zur antiviralen Wirksamkeit eines qualitativ definierten Teebaumöls bei Herpes vor.

Wirkung des ätherischen Öls

Antibakteriell, antiviral, pilztötend, schmerzstillend, wundheilunsgfördernd und insektenabwehrend. Teebaumöl wird gegen viele Erkrankungen eingesetzt, angefangen von Erkältungen über Herpesinfektionen bis hin zu Erkrankungen durch multiresistente Keime. In Aromamischungen ist das Öl in der Hausapotheke eine gute Hilfe und hat sich bewährt in seinen vielseitigen Einsatzgebieten, zudem ist es in Mischungen gut haltbar.

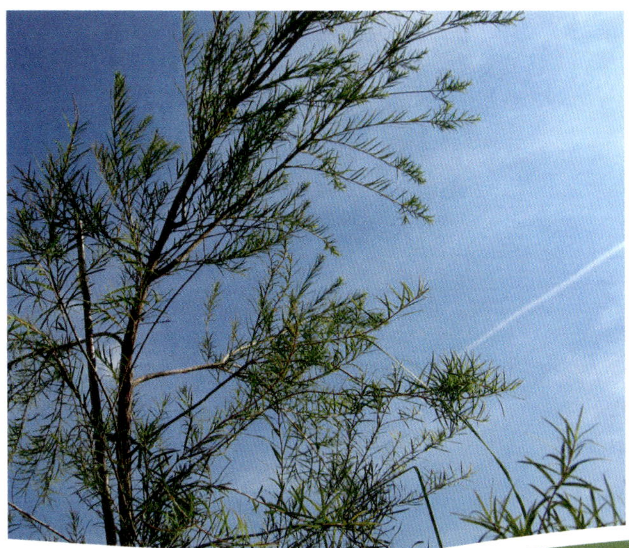

In der Homöopathie
keine Verwendung

Traditionelle Anwendung
Kein traditionelles europäisches Mittel. Es ist erst seit etwa 30 Jahren auch in Europa bekannt, wird aber seit Jahrhunderten von den australischen Aborigines verwendet.

Als Lebensmittel
keine Verwendung

Interessantes und Nützliches
Das Teebaumöl ist Bestandteil von vielen Kosmetikprodukten. Es zählt zu den empfindlichsten ätherischen Ölen in der Aromatherapie. Es oxidiert sehr schnell und sollte deshalb maximal ein halbes Jahr, nach dem ersten Öffnen der Flasche aufbewahrt werden. Oxidierte ätherische Öle sind am Geruch meistens nicht zu erkennen und können Unverträglichkeiten hervorrufen.

● Tipp aus dem Kräutergarten
Der Teebaum muss rechtzeitig vor dem ersten Frost in den Wintergarten. Er ist eine Sumpfpflanze und sollte zu jeder Jahreszeit am besten immer den Fuß mit Wasser bedeckt haben. In heißen Sommern, an einem sehr sonnigen und warmen Standort blüht er selbst im klimatisch strengen Allgäu.

Notizen

Thymian – *Thymus vulgaris* L., *Thymus zygis* L.

Pflanzensteckbrief

Familie: Lippenblütler, *Lamiaceae*
Ursprungsland: Frankreich, Marokko, westlicher Mittelmeerraum
Höhe: 20 cm
Blütezeit, -farbe: Mai bis Juli; weiß, zart-rosa bis rot

Standort und Biologie

- sonnig
- Bergwiesen, Garten, Kiesbeet
- magerer, durchlässiger Boden
- mehrjährig
- winterhart, Zone 6
- Bienen- und Insektenpflanze

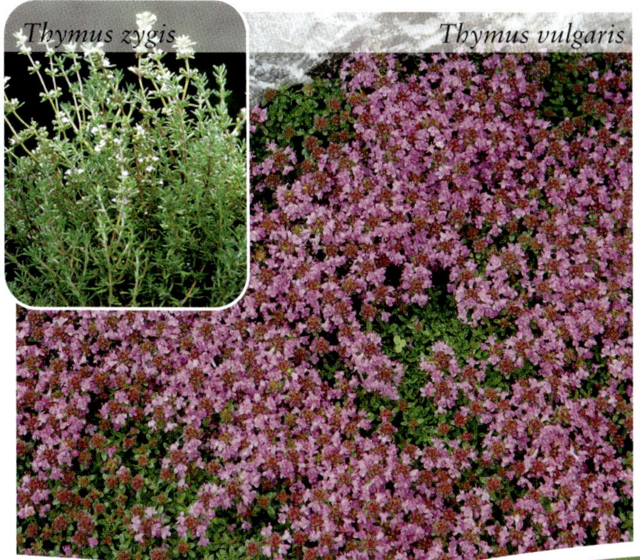

Thymus zygis

Thymus vulgaris

Anwendung

Das blühende Kraut mit den lanzettlichen Blättchen wird gerebelt und für die Kräuterheilkunde verwendet. Zur Gewinnung des ätherischen Öls wird nur *T. vulgaris* (mit den verschiedenen Chemotypen, s. u.) destilliert. Für die homöopathische Arznei wird der Einzelwirkstoff Thymol potenziert. Es gibt auch einen Frischpflanzenpresssaft.

Arzneilich nachgewiesene Wirkung
Als Thymian-Fluidextrakt in Tropfenform, eingearbeitet in einen Hustensaft oder auch als Tee oder Frischpflanzenpresssaft bei Katarrhen bzw. Erkrankungen der oberen Luftwege und bei Bronchitis. Bei chronischen Beschwerden der oberen Luftwege hat sich in einer klinischen Studie ein Thymianöl-Brustwickel (Thymianöl gelöst in Olivenöl) bestens bewährt.

Wirkung des ätherischen Öls
Thymian *(T. vulgaris)* zählt zu den meist geprüften und wichtigsten Ätherisch-Öl-Pflanzen. Das Öl wirkt stark antibakteriell, antiviral, desinfizierend und unterstützt das Abhusten von Bronchialschleim. In Aromamischungen ein unverzichtbares ätherisches Öl, insbesondere bei Atemwegserkrankungen, aber auch bei anderen viralen Infektionen, sowie zur Behandlung von Warzen. Zur Verwendung kommen verschiedene Chemotypen (CT), z. B. Thymian CT Carvacrol, CT Thymol, CT Linalool, CT Geraniol, CT Thujanol. Die Wirkstoffe der Chemotypen variieren enorm, insbesondere der Gehalt an Thymol, das für viele Wirkungen verantwortlich ist.

In der Homöopathie
fast keine Verwendung

Traditionelle Anwendung
krampflösend auf Bronchien, auswurffödernd

Als Lebensmittel

Als Gewürz findet er Verwendung bei Wild- und Geflügelgerichten sowie auf Pizzas. Thymian ist Bestandteil der „Kräuter der Provence".

Interessantes und Nützliches

Thymianöl sollte nur von Fachleuten verwendet werden, da es viele Varietäten gibt (s. o.) und es falsch dosiert u. a. zu Hautreizungen führen kann.
Der beliebte Zitronenthymian (*Thymus citriodorus* (Pers.) Schreb.) ist eine Kreuzung aus den Thymian-Arten T. *pulegioides* L. und *T. vulgaris* L.

● **Tipp aus dem Kräutergarten**

Thymianpflanzen eigenen sich gut als Bodendecker im Steingarten. Da Schnecken den Thymianduft ablehnen, haben Sie viel Freude an der Pflanze. Gut platziert dient er als Haut- und Fußbehandlungspflanze, denn er nimmt es nicht übel, wenn er getreten oder als Liegeplatz verwendet wird.

Thymus x citriodorus

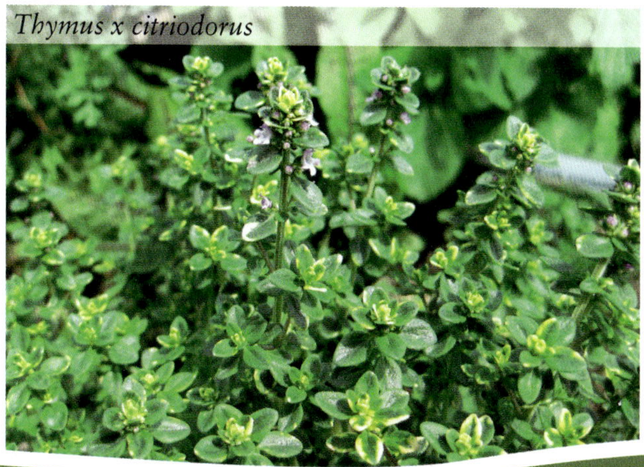

Tollkirsche, echte –

Atropa bella-donna L.

Pflanzensteckbrief

Familie: Nachtschattengewächse, *Solanaceae*
Ursprungsland: Europa, Iran, Nordwestafrika, Kaukasus
Höhe: 120 cm
Blütezeit, -farbe: Juni bis Juli; hellbraungelb

Standort und Biologie

- halbschattig
- Waldrand, Waldlichtungen
- nährstoffreicher, durchlässiger Boden
- mehrjährig
- winterhart, Zone 7

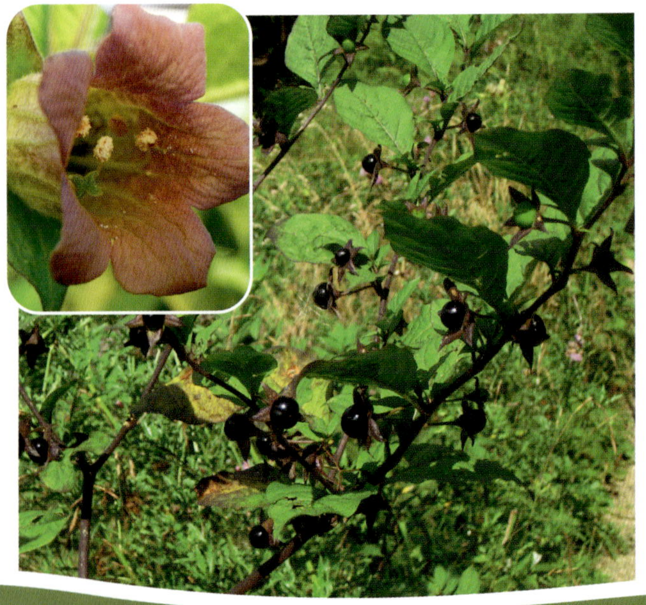

Anwendung

Zur Herstellung von verschreibungspflichtigen pharmazeutischen Präparaten werden die Blätter und Wurzeln verwendet, ferner wird daraus Hyoscyamin (bzw. Atropin) isoliert. Für die homöopathische Arznei wird die Urtinktur aus der gesamten Pflanze hergestellt.

Arzneilich nachgewiesene Wirkung
Betäubend, halluzinogen, krampflösend. Das aus der Tollkirsche gewonnene Atropin ist fester Bestandteil der Medizin, insbesondere in der Augenheilkunde und zur Anwendung bei spastischen und kolikartigen Gallengangsschmerzen. Es darf ausschließlich von Ärzten eingesetzt werden!

Wirkung des ätherischen Öls
keine Verwendung

In der Homöopathie
Belladonna fehlt in keiner Hausapotheke und ist eine der wichtigsten Hochpotenzarzneien der Homöopathie bei akutem Fieber, Schmerzen und Infektionskrankheiten.

Traditionelle Anwendung
keine Verwendung

Als Lebensmittel
keine Verwendung

Interessantes und Nützliches
Giftig! Die Früchte sind tödlich giftig! Achten Sie bei Herbstspaziergängen darauf, dass Kinder und Erwachsene die reifen, schwarz glänzenden Beeren weder pflücken noch essen! Sie finden die Pflanze an vielen Wegesrändern und in Waldlichtungen.

● Tipp aus dem Kräutergarten
Pflanzen Sie keine Tollkirschen in ihren Garten, wenn Sic Kinder haben, mehrere Todesfälle sind bekannt!

Traubensilberkerze, Juli-Silberkerze –

Cimicifuga racemosa (L.) Nutt. var. *racemosa*

Pflanzensteckbrief

Familie: Hahnenfußgewächse, *Ranunculaceae*
Ursprungsland: Osten der USA
Höhe: 1–2 m
Blütezeit, -farbe: Juli bis August; weiß

Standort und Biologie

- halbschattig
- Waldrand
- durchlässiger, frischer Gartenboden
- mehrjährig
- winterhart, Zone 4

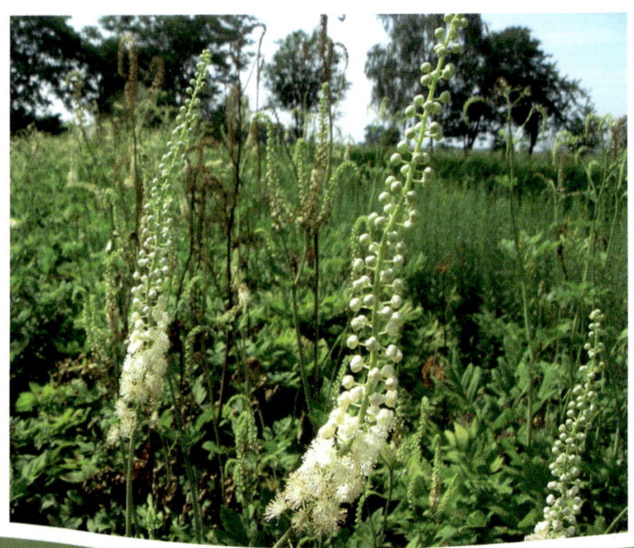

Anwendung

Das getrocknete Rhizom und die Wurzeln werden für die Kräuterheilunde sowie zur Gewinnung der Urtinktur für die Homöopathie verarbeitet.

Arzneilich nachgewiesene Wirkung

Bei Beschwerden vor und während der Menstruation sowie in den Wechseljahren.

Wirkung des ätherischen Öls

keine Verwendung

In der Homöopathie

Cimicifuga zählt zu den wichtigsten homöopathischen Arzneien in der Frauenheilkunde, ob bei Kinderwunsch, rund um die Geburt, bei menstruationsbedingten Emotionsausbrüchen oder in den Wechseljahren. Die Arznei ist sehr potenzabhängig. Leider wird sie häufig in der tiefen Potenz verordnet, was nicht immer zur Besserung der Beschwerden führt – am besten eine Fachperson befragen.

Traditionelle Anwendung

Keine volksmedizinische Arzneipflanze, da die Wirksamkeit von alkoholisch-wässrigen Cimicifuga-Auszügen bei Frauenbeschwerden erst seit 1970 vermutet wird und erst seit 1985 experimentell und klinisch bestätigt ist.

Als Lebensmittel

keine Verwendung

Interessantes und Nützliches

Giftig! Die Pflanze ist in hohen Dosen giftig. Sie wird auch Wanzenkraut oder Schlangenwurzel genannt.

● Tipp aus dem Kräutergarten

Eine dankbare und langblühende Schmuckpflanze.

Waldmeister –
Galium odoratum (L.) Scop.

Pflanzensteckbrief

Familie: Rötegewächse, *Rubiaceae*
Ursprungsland: Kaukasus, Japan, Sibirien, Nordiran
Höhe: 20 cm
Blütezeit, -farbe: Mai bis Juni; weiß

Standort und Biologie

- schattig (unter Laubbäumen)
- Laubwald, Waldrand
- frischer, lehmiger, durchlässiger Boden
- mehrjährig
- winterhart, Zone 5

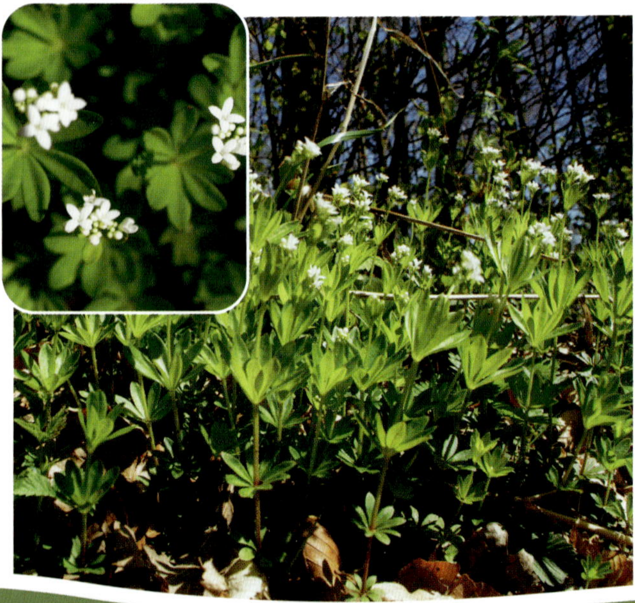

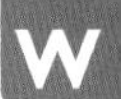

Anwendung

Verwendet wird die getrocknete, während der Blüte gesammelte, ganze Pflanze.

Arzneilich nachgewiesene Wirkung
Aufgrund des Mangels an wissenschaftlichem Erkenntnismaterial wurde von der Kommission E eine Negativ-Monographie verabschiedet.

Wirkung des ätherischen Öls
keine Verwendung

In der Homöopathie
keine Verwendung

Traditionelle Anwendung
Traditionell wird Waldmeister angewendet bei Lymphknotenschwellungen und Magen-Darm-Beschwerden bis hin zu Schlafstörungen, insbesondere bei älteren Leuten.

Als Lebensmittel
Waldmeister wird seit jeher zu „grünen Speisen" verarbeitet, von Likör über Sirup und Bowle bis hin zur Götterspeise. Der Sirup hält sich in Flaschen abgefüllt ein halbes Jahr. Für die Waldmeisterbowle sind auf 1 l Riesling ca. 3 g frisches Kraut notwendig, das eine halbe Stunde vor der Zugabe des Weines mit einem Wiegemesser zerkleinert wird, damit die Aromastoffe freigesetzt werden.

Interessantes und Nützliches
Bei der Verwendung von etwa 10 g frischem Waldmeister und einem billigen Wein kann die Bowle Kopfschmerzen und Benommenheit verursachen.

● **Tipp aus dem Kräutergarten**
Im schattigen Garten ist Waldmeister eine gute Bodendeckerpflanze. Der typische Waldmeistergeruch (Cumarin) ensteht erst, wenn die Pflanze angewelkt ist.

Weidenröschen, kleinblütiges – *Epilobium parviflorum* Schreb.

Pflanzensteckbrief

Familie: Nachtkerzengewächse, *Onagraceae*
Ursprungsland: Europa, Zentralasien, Iran, Kaukasus, Libanon
Höhe: 1 m
Blütezeit, -farbe: Juli bis September, rosarot

Standort und Biologie

- sonnig
- Ödland, Schutthalden
- durchlässiger, magerer Boden
- zwei- bis mehrjährig
- winterhart, Zone 5

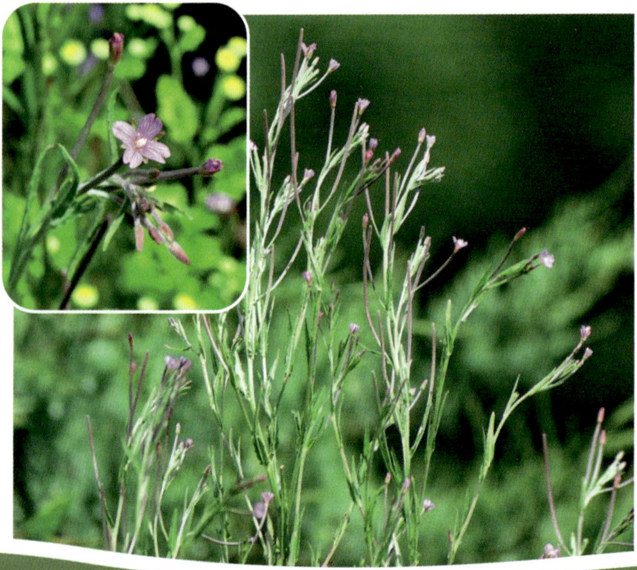

Anwendung

Volksmedizinisch wird das blühende Kraut verwendet, seit der Empfehlung von Maria Treben in ihrem Buch „Gesundheit aus der Apotheke Gottes“ (1978).

Arzneilich nachgewiesene Wirkung
Der Wirksamkeitsnachweis steht noch aus. Es ist anzunehmen, dass die Phytosterole (hormonähnliche Wirkstoffe aus der Pflanze) eine Wirksamkeit besitzen bei Prostatavergrößerungen und die Bindung einer Testosteronform in der Prostata hemmen können. Experimentell nachgewiesen ist die entzündungshemmende Wirkung, welche die Symptome der BPH (Benigne Prostatahyperplasie) lindern kann.

Wirkung des ätherischen Öls
keine Verwendung

In der Homöopathie
keine Verwendung

Traditionelle Anwendung
Hilft bei Blasen- und Nierenerkrankungen und hat eine lediglich unterstützende Wirkung bei der gutartigen Prostata-Vergrößerung. Weidenröschen trägt nicht zu einer Verkleinerung der Prostata bei, sondern nur zu einer Linderung bzw. Reduzierung der Symptome.

Als Lebensmittel
keine Verwendung

Interessantes und Nützliches
Ein Prostatiker soll zusätzlich zu seinem Prostatamittel einen Weidenröschen-Tee (3 x tgl., 2 g/Tasse) trinken.

● Tipp aus dem Kräutergarten
Weidenröschen verbreiten ihre Samen an windigen Plätzen sehr schnell. Soll dies verhindert werden, müssen die Pflanzen vor dem Aussamen geschnitten werden.

Weinraute – *Ruta graveolens* L.

Pflanzensteckbrief

Familie: Rautengewächse, *Rutaceae*
Ursprungsland: Südeuropa, Krim
Höhe: 40 cm bis 1 m
Blütezeit, -farbe: Juni bis Juli; gelb

Standort und Biologie

- sonnig
- Schutthalde, Schotterplatz, Macchia
- magerer, durchlässiger Boden
- mehrjährig
- winterhart, Zone 5
- Bienen- und Insektenpflanze

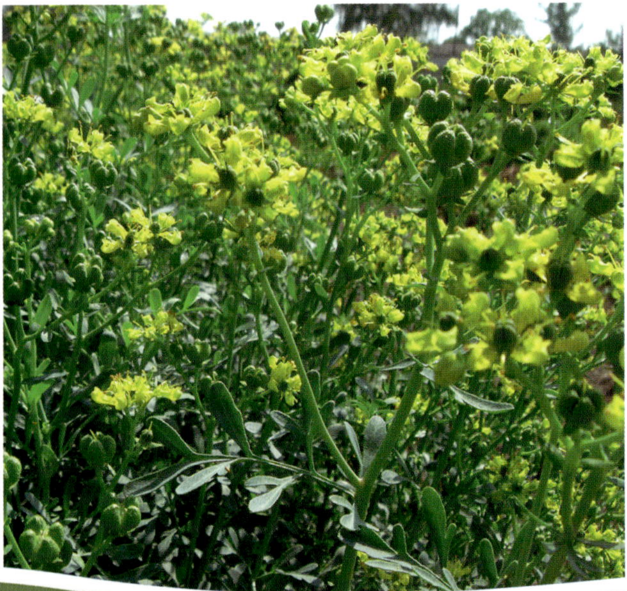

Anwendung

Verwendet werden die getrockneten Blätter und oberirdischen Teile für die Kräuterheilkunde. Zur Herstellung der Urtinktur für die Homöopathie wird die ganze, frische, zu Beginn der Blütezeit geerntete Pflanze verarbeitet.

Arzneilich nachgewiesene Wirkung

Es existiert noch kein ausreichendes Material zu Wirksamkeit und Unbedenklichkeit.

Wirkung des ätherischen Öls

keine Verwendung

In der Homöopathie

Ruta zählt in der Hausapotheke zu den wichtigen Verletzungsarzneien, wenn Bänder und Sehnen betroffen sind. Verwendet wird sie auch bei der Überanstrengung der Augen.

Traditionelle Anwendung

Entzündungshemmend, krampflösend – die Anwendung ist aber wegen unerwünschter Nebenwirkungen nicht mehr üblich und auch nicht zu empfehlen!

Als Lebensmittel

In Italien wird nach dem Essen gerne Grappa mit einem Weinrautenblatt zur besseren Verdauung serviert.

Interessantes und Nützliches

Giftig! In hohen Dosen giftig; bei Berührung hautreizend.

Aus Ruta wurde zum ersten Mal das Flavonoid Rutin isoliert.

● Tipp aus dem Kräutergarten

Im Garten in die hinteren Reihen pflanzen, um die Gefahr eines Berührungsekzems zu vermeiden.

Ysop, gewöhnlicher –
Hyssopus officinalis L. ssp. *officinalis*
Ysop, kriechender –
Hyssopus officinalis L. var. *decumbens*

Pflanzensteckbrief

Familie: Lippenblütler, *Lamiaceae*
Ursprungsland: Frankreich, Italien, Bosnien
Höhe: 40–50 cm
Blütezeit, -farbe: Juni bis August; blau

Standort und Biologie
- sonnig
- Wiese
- magerer, durchlässiger Boden
- mehrjährig
- winterhart, Zone 7, Bienen- und Insektenpflanze

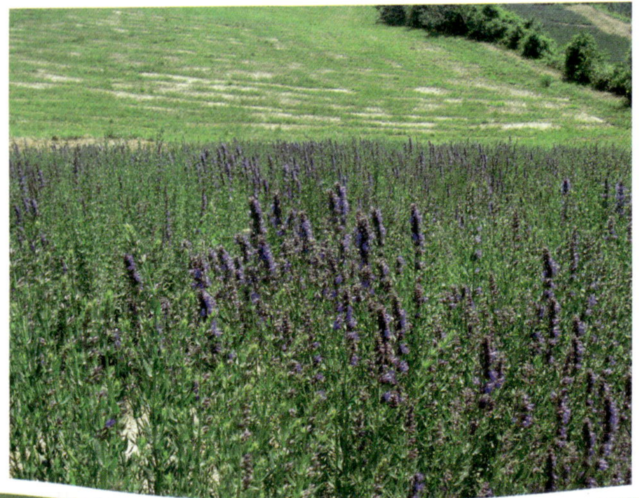

Anwendung

Das blühende Kraut vom kriechenden Ysop (*Hyssopus officinalis* L. var. *decumbens*) wird gesammelt um daraus das würzige, leicht süßlich duftende ätherische Öl zu destillieren.

Arzneilich nachgewiesene Wirkung

Neuere Untersuchungen zur Wirksamkeit und Unbedenklichkeit liegen nicht vor.

Wirkung des ätherischen Öls

Der kriechende Ysop wirkt entzündungshemmend, schleimlösend, antiviral, und leberaktivierend. Auch vom gewöhnlichen Ysop gibt es ein ätherisches Öl, das aber wenig verwendet wird und vorsichtig dosiert werden muss (s. S. 270).

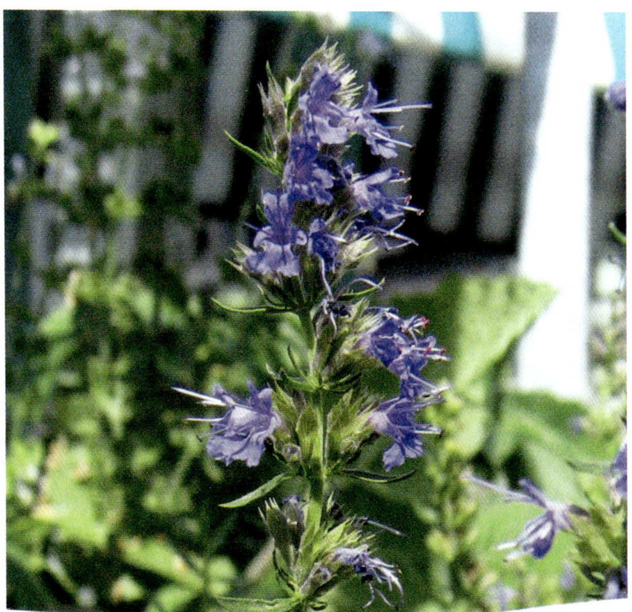

In der Homöopathie
keine Verwendung

Traditionelle Anwendung
Bei Bronchialkatarrh wirkt der gewöhnliche Ysop schleimlösend.

Als Lebensmittel
Die frischen Blättchen des gewöhnlichen Ysop bringen einen außergewöhnlich guten Geschmack in Salate, Kartoffel- und Fleischgerichte. Getrocknet wird er auch gerne zu Kräuterwein verarbeitet.

Interessantes und Nützliches
Achtung! Bei der Einnahme des ätherischen Öls vom gewöhnlichen Ysop (*Hyssopus officinalis* ssp. *officinalis*) kann es bereits nach 10 bis 30 Tropfen beim Erwachsenen zu schmerzhaften Krämpfen kommen. Die beiden Öle von var. *decumbens* und ssp. *officinalis* dürfen also nicht miteinander verwechselt werden!

● Tipp aus dem Kräutergarten
Ysop mit seinen blauen Blüten wächst gut im Steingarten.

Notizen

Zaubernuss – *Hamamelis virginiana* L.

Pflanzensteckbrief

Familie: Zaubernussgewächse (Hamamelisgewächse), *Hamamelidaceae*
Ursprungsland: Nordamerika
Höhe: 120 cm
Blütezeit, -farbe: September bis November; gelb

Standort und Biologie

- sonnig bis halbschattig
- Garten
- nährstoffreicher, kalkfreier, durchlässiger Boden
- mehrjährig
- winterhart, Zone 5

Hamamelis mollis

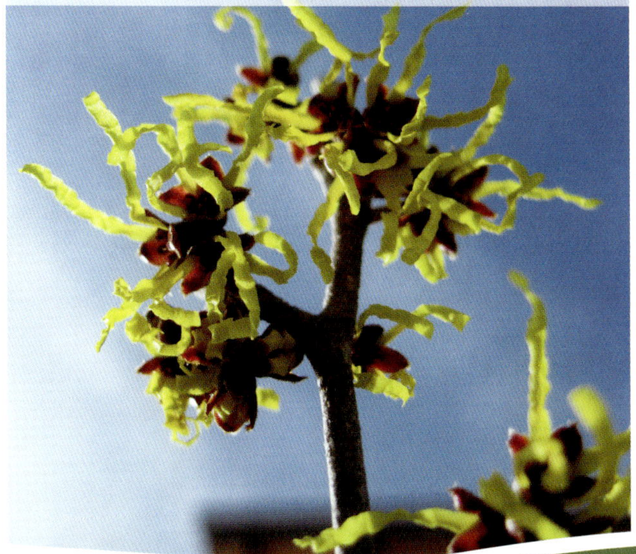

Anwendung

Blätter, Rinde und Zweige der virginianischen Zaubernuss werden für Präparate der Kräuterheilkunde gesammelt. Für die homöopathische Tinktur werden die frischen Rinden von Zweigen und Wurzel verwendet. Das Hamameliswasser wird durch Wasserdampfdestillation von Winterzweigen gewonnen und dann mit Ethanol versetzt.

Arzneilich nachgewiesene Wirkung

Adstringierend, entzündungshemmend, lokal blutstillend, leicht betäubend und wundheilungsfördend z.B. bei Neurodermitis (klinische Studie). Hamameliswasser ist beliebt zur Behandlung von Hämorrhoiden und Krampfadern.

Wirkung des Hydrolats

Hamameliswasser wird wie oben beschrieben verwendet.

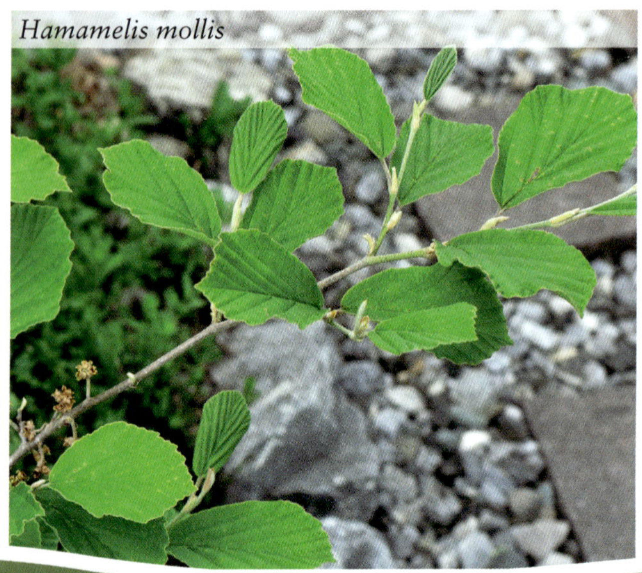

Hamamelis mollis

In der Homöopathie
Hamamelis ist in tiefen Potenzen eine bewährte Arznei zur Behandlung von Hämorrhoiden, Venenstauungen und venösen Blutungen.

Traditionelle Anwendung
Adstringierend, entzündungshemmend, blutstillend, zur Pflege der trocknen Altershaut und bei Neurodermitis.

Als Lebensmittel
keine Verwendung

Interessantes und Nützliches
Zur Damm- und Analbehandlung nach Verletzungen und Schürfungen, auch in kosmetischen Salben, sehr bewährt. In unserem Duft- und Heilpflanzengarten, wie vermutlich in vielen anderen auch, erfreut uns die Chinesische Zaubernuss (*Hamamelis mollis* Oliv.) mit ihren von Januar bis März blühenden, gelben, zarten Blüten. Sie ist bis zur Zone 6 winterhart, wird aber nicht als Arzneipflanze verwendet.

● Tipp aus dem Kräutergarten
Hamamelis ist ein Winterblüher. Es ist immer wieder faszinierend, die bezaubernden, zarten Blüten zwischen Dezember und Februar vom Schnee umgeben zu sehen. Die Blätter wachsen erst nach der Blüte. Für Teezubereitungen werden die Blätter im Spätherbst und die Rinde im Frühjahr nach dem Ausschneiden der dürren Äste gesammelt.

Notizen

Zaunrübe –

Bryonia cretica ssp. *dioica* (Jacq.) Tutin

Pflanzensteckbrief

Familie: Kürbisgewächse, *Cucurbitaceae*
Ursprungsland: Europa, Nordafrika
Höhe: 1–1,5 m, an Rankgerüsten hochwachsend, sonst Bodenkriecher
Blütezeit, -farbe: Juni bis September; weiß; zweihäusig

Standort und Biologie

- sonnig bis absonnig
- Wiese, Wald, Gebüsche, Zäune, Mauern
- nährstoffreicher, durchlässiger, frischer Boden
- mehrjährig
- winterhart, Zone 8

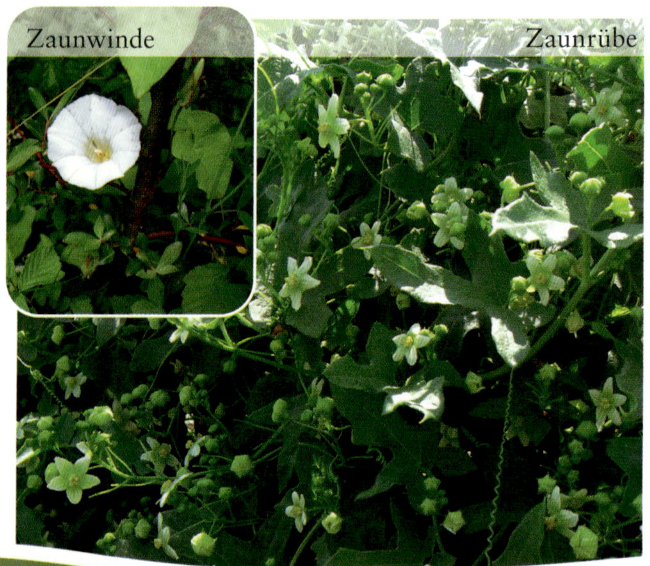
Zaunwinde
Zaunrübe

Anwendung

Aus der vor der Blüte gesammelten Wurzel wird die homöopathische Urtinktur hergestellt.

Arzneilich nachgewiesene Wirkung
Aufgrund der toxischen Nebenwirkungen keine Verwendung in der Pflanzenheilkunde.

Wirkung des ätherischen Öls
keine Verwendung

In der Homöopathie
Bryonia gehört in die homöpathische Hausapotheke und ist eine wichtige Hochpotenz-Arznei bei Husten, mäßigem Fieber, bei akuten Bauchschmerzen, Rückenschmerzen, Menstruationsschmerzen und anderen Entzündungsthemen.

Traditionelle Anwendung
Keine Verwendung aufgrund unerwünschter Nebenwirkungen.

Als Lebensmittel
keine Verwendung

Interessantes und Nützliches
Giftig! Leider kann die Pflanze leicht mit der ungiftigen Zaunwinde verwechselt werden, die allerdings große weiße Blüten aufweist, während die Zaunrübe kleine Blüten hat.

● Tipp aus dem Kräutergarten
Bryonia ist ein guter Rankenkletterer. Die Zaunwinde *(Calystegia)*, auch Ackerwinde genannt, sieht der Zaunrübe ähnlich und wird in vielen Gärten nicht gerne gesehen, da sie schnell Kulturpflanzen überwuchert.

Zinnkraut, Ackerschachtelhalm – *Equisetum arvense* L.

Pflanzensteckbrief

Familie: Schachtelhalmgewächse, *Equisetaceae*
Ursprungsland: Nordamerika, Europa, Nordasien, China, Iran, Himalaya
Höhe: 30 – 50 cm
Blütezeit, -farbe: Als Schachtelhalmgewächs hat Zinnkraut keine Blüten. Im Frühling bildet es unverzweigte Sprosse mit den sog. Sporophyllständen (die Sporen bilden), im Sommer erscheinen sterile verzweigte Sprosse.

Standort und Biologie

- halbschattig, sonnig
- Bachufer
- nährstoffreicher, feuchter, verdichteter Boden, Lehmboden
- mehrjährig
- winterhart, Zone 2

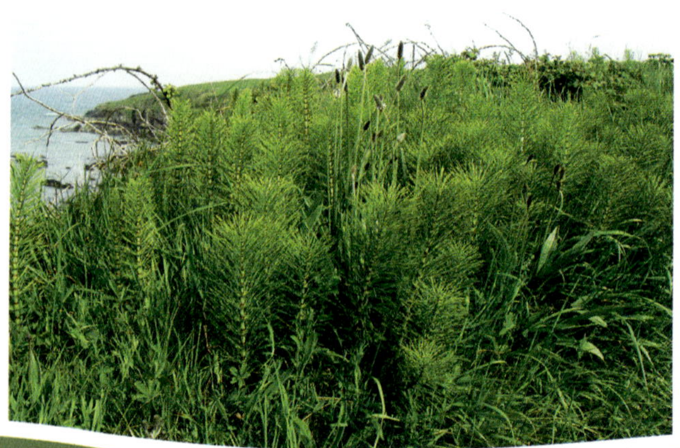

Anwendung

Für die Kräuterheilkunde wie für die Homöopathie werden die sterilen Sommersprosse, also das Kraut, gesammelt. Zubereitungen sind Tee, Frischpflanzenpresssaft, Tinkturen und Trockenextrakte.

Arzneilich nachgewiesene Wirkung

Zur Durchspülungstherapie bei entzündlichen Erkrankungen der ableitenden Harnwege und äußerlich bei schlecht heilenden Wunden.

Wirkung des ätherischen Öls

keine Verwendung

In der Homöopathie

Equisetum ist eine häufig in tiefen Potenzen verordnete Arznei bei Harndrang und Harnwegsinfektionen, auch bei nächtlichem Einnässen.

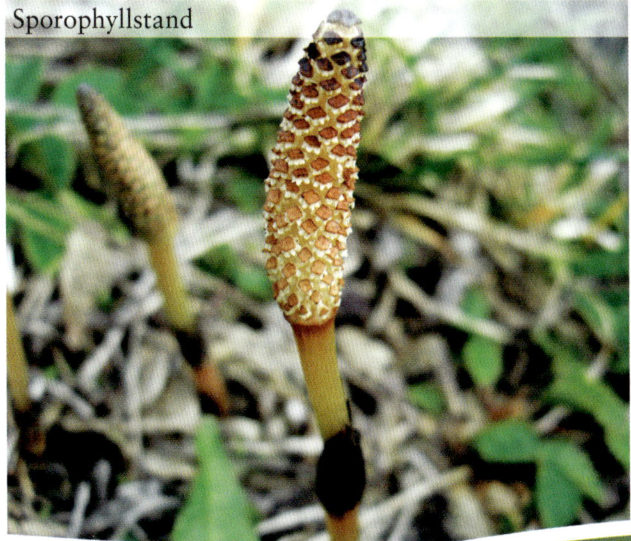
Sporophyllstand

Traditionelle Anwendung

Harntreibend, wundheilend. Zinnkrautbäder sind durchblutungssteigernd und wundheilungsfördernd. Ebenso sollen sie bei Bandscheibenbeschwerden eine positive Wirkung besitzen. Eine Mischung von Zinnkraut und Johanniskraut (1:1) (1–2 Tassen täglich als Tee getrunken) schützt vor Zahnfleischbluten, Entzündungen der Mundschleimhaut oder Mandelentzündung. Kann zu Kopfwaschungen bei Krätze (Scabies) eingesetzt werden.

Als Lebensmittel

keine Verwendung

Interessantes und Nützliches

Schachtelhalm ist eine uralte Pflanze, mindestens 250 Millionen Jahre alt. Sie eignet sich aufgrund des hohen Kieselsäuregehaltes und der damit verbundenen Rauigkeit des Sprosses gut zur Zinnreinigung, daher stammt auch der Name Zinnkraut.

● Tipp aus dem Kräutergarten

Einmal im Garten angekommen, wird Zinnkraut dort für immer wuchern, denn es kann bis zu 2 m tief wurzeln. Zinnkrautjauche wird im biologischen Gartenbau zur Pflanzendüngung verwendet.

Notizen

Zitrone – *Citrus limon* (L.) Burm.

Pflanzensteckbrief

Familie: Rautengewächse, *Rutaceae*
Ursprungsland: Südchina, Nordburma, eine alte Kulturpflanze
Höhe: 1,5 – 3 m
Blütezeit, -farbe: ganzjährig; weiß

Standort und Biologie

- sonnig
- Kulturpflanze, Kübelpflanze
- nährstoffreicher, durchlässiger, lehmiger, leicht saurer Boden, öfters mit Eisen düngen
- mehrjährig
- Überwinterung bei mind. 5 °C im Wintergarten, Zone 9
- Bienen- und Insektenpflanze

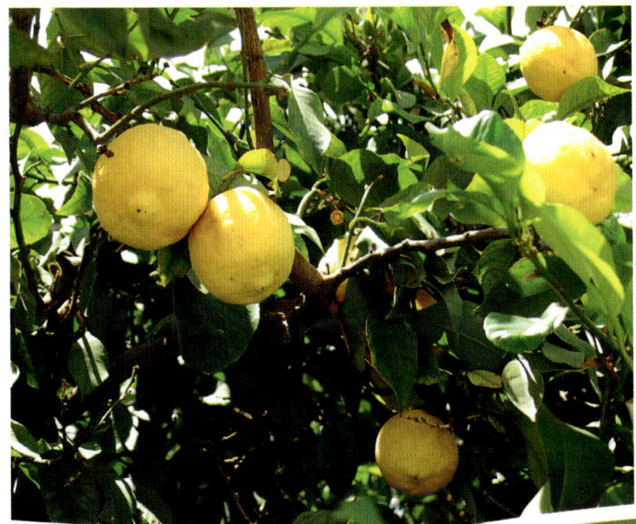

Anwendung

Zur Gewinnung des zitronig frischen ätherischen Öls (mit Furanocumarinen) werden die Schalen gepresst. Zitronenöl zählt zu den Agrumenölen. Zur Aromatisierung von Tees werden die getrockneten Früchte verwendet.

Arzneilich nachgewiesene Wirkung

Es liegen keine Bewertungen vor.

Wirkung des ätherischen Öls

Ermunternd, belebend, desinfizierend, antibakteriell, antiviral. In Aromamischungen bewährt zur Konzentrationsförderung und in Grippezeiten zur Raumdesinfektion.

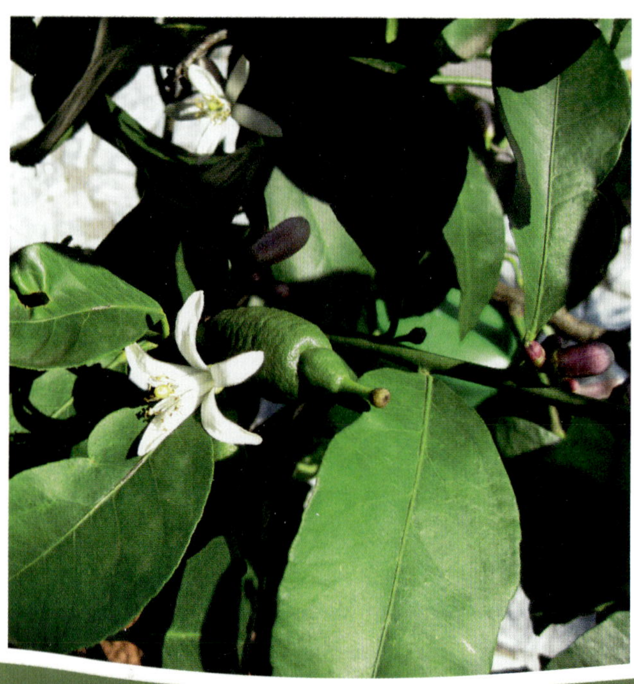

In der Homöopathie
keine Verwendung

Traditionelle Anwendung
Vielseitige Anwendung, z. B. zum Schutz vor Infektionen, bei Fieber, gegen Hautunreinheiten. Früher ein wichtiges Mittel gegen Skorbut. Chinesische Ärzte hielten die Zitrone für ein Allheimittel und verwendeten sie in großen Mengen zur Herstellung von Arzneien.

Als Lebensmittel
Die Schale wie auch der Saft von ungespritzten Zitronen sind wichtige Zutaten in der Küche und in der Backstube.

Interessantes und Nützliches
Achtung! Gepresstes Zitronenöl in Körperpflegeprodukten kann aufgrund der vorhandenen Furanocumarine nach einem Sonnenbrand zu Hautreizungen führen. Oft kommen solche Erscheinungen aber auch daher, dass überlagerte ätherische Öle im Hausgebrauch in Eigenmischungen noch verarbeitet werden. Agrumenöle müssen ab dem Öffnen innerhalb eines halben Jahres aufgebraucht werden. Zitronenöl eignet sich sehr gut als frisch duftender Zusatz im Putzeimer, eingerührt in ein Putzmittel.

● Tipp aus dem Kräutergarten
Zitronenöl auf ein Schneidebrett gegeben säubert dieses und verleiht frischen Kräutern oder Obst einen zitronigen Duft.

Notizen

Zitronengras, Westindisches –
Cymbopogon citratus (DC. ex Nees) Stapf
Zitronengras, Ostindisches –
Cymbopogon flexuosus (Nees ex Steud.) Stapf

Pflanzensteckbrief

Familie: Süßgräser, *Poaceae (Gramineae)*
Ursprungsland: Indien, Malaysia
Höhe: 100–120 cm
Blütezeit, -farbe:
C. citratus: keine Blüte, Vermehrung findet mit Stecklingen statt
C. flexuosus: Juli bis August; wird über Samen vermehrt; braun-grünlich, unscheinbar

Standort und Biologie

- sonnig
- Kulturpflanze, Kübelpflanze
- nährstoffreicher, durchlässiger Boden
- mehrjährig
- Überwinterung im Warmhaus bei mind. 12–18 °C, Zone 9

Anwendung

Das frische, süßlich zitronenartige ätherische Öl wird aus dem geschnittenen frischen Gras destilliert und ist unter dem Namen Lemongrasöl bekannt.

Arzneilich nachgewiesene Wirkung

Es liegen keine Bewertungen zur Wirksamkeit vor.

Wirkung des ätherischen Öls

Beruhigende Wirkung auf das zentrale Nervensystem, leicht erfrischend und gefäßerweiternd. Wegen seiner konzentrationsfördernden und gefäßerweiternden Wirkung wird es bei Spannungskopfschmerzen angewendet. In Aromamischungen wird es gerne duftgebend in Körperölen eingesetzt, da es auch gut hautverträglich ist.

In der Homöopathie

keine Verwendung

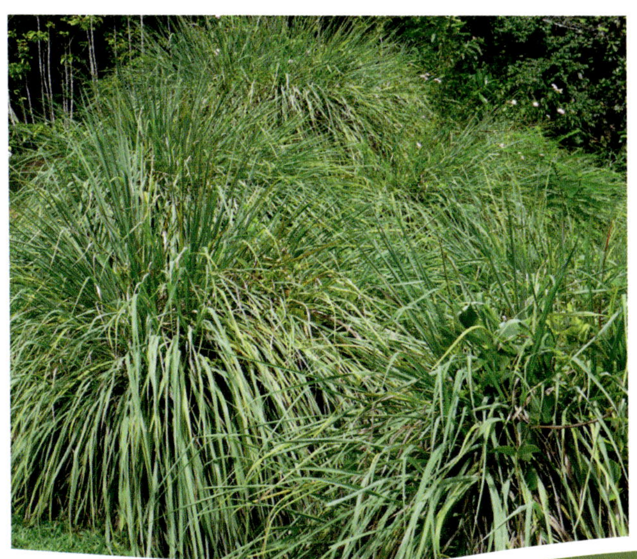

Traditionelle Anwendung
Da Zitronengras keine europäische Pflanze ist, wird sie bei uns nicht traditionell verwendet. Seit Mitte der 1960er Jahre wird sie zur Geschmacksverbesserung gerne in Tees eingemischt. In Vietnam wird bei Erkältungen ein Bad mit Zitronengrasblättern genommen.

Als Lebensmittel
Zu Blattsalaten beliebt, ein bis zwei Grashalme aus der Topfpflanze kleingeschnitten ergeben ein wunderbares Aroma. In der asiatischen Küche wird es gerne bei Wokgerichten mitgekocht.

Interessantes und Nützliches
Zitronengras wird als belebende Komponente in Tonika verwendet, z. B. im Präparat Salusan®.

● **Tipp aus dem Kräutergarten**
Die Topfpflanze muss rechtzeitig vor dem ersten Frost ins Winterquartier. Ein häufiger Schnitt bewirkt mehr Seitentriebe und gute Bestockung. Denken Sie einfach ans Rasenmähen, denn es ist eine Grasart.

Notizen

Zwiebel, Küchenzwiebel –
Allium cepa L. Cepa Grp.

Pflanzensteckbrief

Familie: Liliengewächse, *Liliaceae*
Ursprungsland: östliches Mittelmeer, eine alte Kulturpflanze
Höhe: 30–50 cm
Blütezeit, -farbe: Juni bis August; rosa

Standort und Biologie
- sonnig
- Garten
- mäßig nährstoffreicher, durchlässiger, guter Gartenboden, zwei- bis mehrjährig
- winterhart Zone 5
- Bienen- und Insektenpflanze

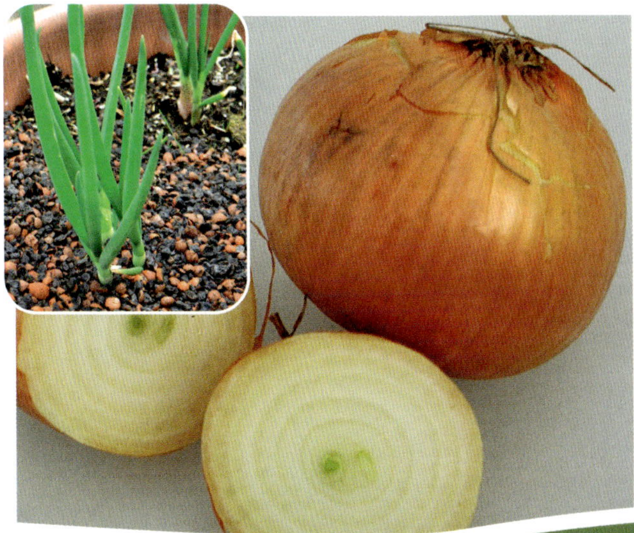

Anwendung

Die frischen und die getrockneten Zwiebel werden für die Kräuterheilkunde verwendet. Zur Herstellung der homöpathischen Urtinktur wird die im Juli und August gesammelte frische Pflanze verarbeitet. Frische Zwiebeln werden zur Herstellung des Zwiebelpresssaftes verwendet.

Arzneilich nachgewiesene Wirkung
Appetitfördernd, beugt altersbedingten Gefäßveränderungen vor.

Wirkung des ätherischen Öls
keine Verwendung

In der Homöopathie
Bei Augenentzündungen, Atemwegserkrankungen, Erkältungskrankheiten. Allium cepa gehört in jede homöopathische Hausapotheke.

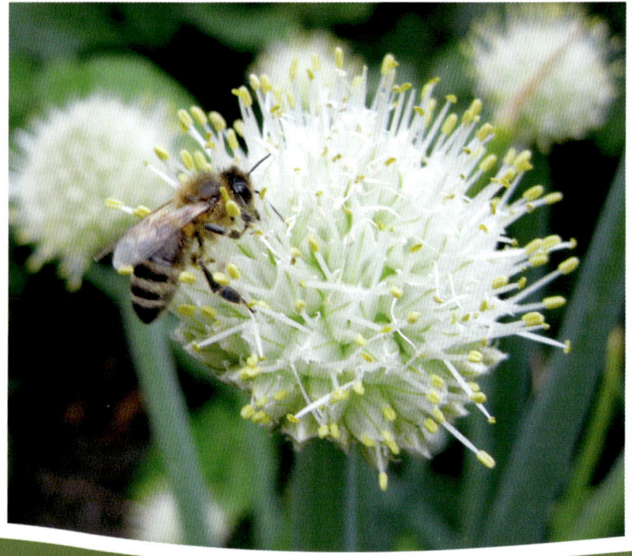

Traditionelle Anwendung

Antibakteriell, schwach blutdrucksenkend und verdauungsfördend. Zwiebelsaft mit Kandiszucker angesetzt ist ein guter Hustensaft, gerade bei Kindern. Äußerlich hilft die Auflage von erwärmten Zwiebelscheiben bei Mittelohrentzündung (Otitis media) zu Beginn der viralen Infektion. Zwiebelsaft auf Insektenstiche, Entzündungen und Schwellungen gegeben wirkt entzündungshemmend. Konstanter Verzehr von ca. 5 g Zwiebeln täglich zusammen mit 1 Apfel reduzierte in einer Studie in Skandinavien Todesfälle bei Herzkrankheiten. In hohen Mengen täglich verzehrt kann es allerdings zu einer Nierenschädigung kommen.

Als Lebensmittel

Die Zwiebel ist aus der Küche nicht wegzudenken, regelmäßig verwendet wirkt sie sehr positiv auf unseren gesamten Körper.

Interessantes und Nützliches

Regelmäßiges Zwiebelschneiden ist eine gute vorbeugende Maßnahme in Erkältungszeiten.

● Tipp aus dem Kräutergarten

Die eine oder andere Zwiebel im Garten nicht ernten, sondern blühen lassen: schmückt im Sommer den Garten und ist getrocknet das ganze Jahr über ein schöner Anblick in der Blumenvase.

Notizen

Anwendungsregister

Pflanzenwirkstoffe dienen oftmals als vorbeugende, bzw. begleitende Maßnahme. Die Auflistung zeigt einen Überblick zu Einsatzgebieten als auch Wirkweisen der im Buch genannten Pflanzen. Details dazu lesen Sie bitte bei den einzelnen Pflanzensteckbriefen nach und fragen Ihren naturheilkundlichen Arzt oder lassen sich in einer Apotheke fachkundig beraten ob ein Tee oder ein Phytoterapeutikum oder das ätherisches Öl in einer Aromamischung oder eine homöopathische Arznei bei der Beschwerde geeignet sind. Die grün gekennzeichneten Pflanzen werden immer nur als verdünnt und potenzierte homöopathische Arznei angewendet!

Adstringierend: Bittersüß, Blutwurz, Brombeere/Himbeere, Orange/Bitterorange, Rose, Salbei, Schafgarbe, Zaubernuss

Angst: Baldrian, Basilikum, Bergamotte, Eisenkraut, Engelwurz, Hopfen, Jasmin, Kamille, Lavendel

Antiallergisch: Immortelle, Süßholz

Antiviral: Cistrose, Eisenkraut, Immortelle, Johanniskraut, Lavandin, Lavendel, Melisse, Palmarosagras, Salbei, Süßholz, Teebaum, Thymian, Ysop, Zitrone

Appetitfördernd: Ingwer, Koriander, Limette, Mandarine, Meerrettich, Orange/Bitterorange, Rosmarin, Salbei, Schafgarbe, Zwiebel

Asthma: Bittersüß, Holunder, Quendel, Rose

Augen: Berberitze, Bittersüß, Fenchel, Kamille, Stechapfel, Tollkirsche, Weinraute, Zwiebel

Beruhigend: Baldrian, Eisenkraut, Engelwurz, Hopfen, Jasmin, Kamille, Kreuzkümmel, Majoran/Dost, Melisse, Muskatellersalbei, Orange/Bitterorange, Rose

Bissverletzung: Sumpfporst

Blähungen: Anis, Basilikum, Dill, Eisenkraut, Fenchel, Gänsefingerkraut, Kamille, Koiander, Krauseminze, Kümmel, Lavendel, Majoran/Dost, Pfefferminze

Blutdruck/Kreislauf: Fingerhut, Germer, Knoblauch, Rosmarin, Tabak, Zwiebel

Bluterguss: Arnika, Beinwell, Gänseblümchen

Blutstillend: Cistrose, Hirtentäschel, Zaubernuss

Brust, -entzündung: Fenchel, Kermesbeere, Küchenschelle

Demenz: Ginkgo

Insektenabwehrend: Citronella, Rosengeranie, Teebaum

Insektenstich: Arnika, Lavendel, Stephanskraut, Sumpfporst, Zwiebel

Juckreiz lindernd: Bittersüß, Brennessel, Cistrose, Koriander, Malve, Melisse, Orange/Bitterorange

Konzentrationsfördernd: Eisenkraut, Limette, Pfefferminze, Rosmarin, Zitrone, Zitronengras

Kopfschmerzen: Aloe, Lavendel, Lavendelsalbei, Melisse, Pfefferminze, Tabak, Zitronengras

Krampfadern: Arnika, Myrte, Zaubernuss

Krampflösend: Anis, Bergamotte, Bilsenkraut, Dill, Eisenkraut, Engelwurz, Fenchel, Frauenmantel, Gänsefingerkraut, Kamille, Knoblauch, Koriander, Kornblume, Kreuzkümmel, Lavendel, Mandarine, Melisse, Muskatellersalbei, Pfefferminze, Quendel, Schafgarbe, Süßholz, Tabak, Tollkirsche, Weinraute

Lymphe, Ödeme: Fingerhut, Kermesbeere, Palmarosagras, Waldmeister

Magen, Darm: Baldrian, Blutwurz, Eibisch, Eisenkraut, Engelwurz, Gänsefingerkraut, Ingwer, Kamille, Knoblauch, Krauseminze, Lavendel, Malve, Mandarine, Mariendistel, Melisse, Pfefferminze, Salbei, Schafgarbe, Schöllkraut, Süßholz, Tabak, Waldmeister

Menstruation: Fenchel, Frauenmantel, Gänseblümchen, Gänsefingerkraut, Hirtentäschel, Jasmin, Kamille, Kornblume, Küchenschelle, Majoran, Mönchspfeffer, Nachtkerze, Salbei, Traubensilberkerze, Zaunrübe

Migräne: Fingerhut, Iris

Mund- und Rachen: Cistrose, Kamille, Malve, Niaouli, Quendel, Ringelblume, Rose, Salbei, Zinnkraut

Muskulatur: Gänseblümchen, Lavendelsalbei, Meerrettich

Muttermilch: Anis, Brennessel, Eisenkraut, Fenchel, Kermesbeere, Kümmel, Mönchspfeffer, Salbei

Nervosität: Baldrian, Johanniskraut, Kamille, Lavendel, Muskatellersalbei, Orange/Bitterorange, Zitronengras

Neurodermitis: Cistrose, Immortelle, Johanniskraut, Nachtkerze, Zaubernuss

Pilzinfektion: Kapuzinerkresse, Lavendel, Myrte, Palmarosagras, Rose, Rosengeranie, Teebaum

Prellung, Quetschung: Arnika, Beinwell, Gänseblümchen, Johanniskraut, Lavendel, Weinraute

Prostata: Brennessel, Weidenröschen

Glossar

Absolue: ätherisches Öl, gewonnen durch Extraktion mit einem Lösungsmittel wie Hexan, Ethanol, Aceton etc.

adstringierend: zusammenziehende Wirkung auf Haut und Schleimhaut; blutstillend aufgrund einer Komplexbildung der Gerbstoffe mit den Eiweißmolekülen der Haut.

Agrumenöle: Sammelbegriff für alle Zitrusöle. Das ätherische Öl wird mittels Pressung aus den Schalen von Zitrusfrüchten gewonnen und enthält auch Furanocumarine.

allopathisch: schulmedizinisch. Der Begriff geht zurück auf Samuel Hahnemann, der erstmals die Homöopathie der Allopathie („Schulmedizin") gegenüberstellte.

Amarum aromaticum: Zubereitung mit ätherischen Ölen und Bitterstoffen (in der Pharmazie und Kräuterheilkunde)

antibakteriell: Wirkt gegen Bakterien (abtötend oder Wachstumshemmung).

antimykotisch: Wirkt gegen Pilze.

antioxidativ: Vermindert eine Reaktion mit Sauerstoff (Oxidation). Antioxidantien werden auch als Radikalfänger bezeichnet.

antiviral: Wirkt gegen Viren.

bakteriostatisch: Bakterienwachstum hemmend

Bestockung: Durch häufiges Schneiden wird der Austrieb der Seitentriebe gefördert.

Fruchtwechsel: In Monokultur sollte die gleiche Pflanze nur alle 3–7 Jahre am selben Standort stehen, da der Boden ansonsten „ermüdet", d.h. es tritt ein Mangel an Mineralstoffen ein und es treten vermehrt Krankheiten auf.

immunmodulierend: Beeinflusst das Immunsystem.

Hydrolat: auch: aromatische Wasser, Duftwasser oder Blütenwasser. Wasserfraktion, die nach der Wasserdampfdestillation nach Abzug des ätherischen Öls übrigbleibt. Enthält wasserlösliche Bestandteile (bis zu 40 %) und Komponenten des ätherischen Öls (unter 1 %). Hydrolate duften zart und sind sehr gut haut- und schleimhautverträglich. In angebrochenen Flaschen 6 Monate haltbar.

Insektenpflanze: Pflanze, bei der Insekten vom Geruch des ätherischen Öls, von Blütenfarbe, Pollen und Nektar angelockt werden.

Kallusbildung: Förderung der Bildung von knochenumgebender Substanz nach einem Knochenbruch.

Kurztagespflanze: Der Reiz zur Blütenbildung erfolgt bei Tageslängen unter 12 Stunden.

Lumbago: Schmerzen im Lendenwirbelbereich, Hexenschuss

Mazerat: wässriger, alkoholischer, weiniger oder öliger Auszug von Pflanzenwirkstoffen ohne Erhitzung

Negativ-Monographie: Für eine therapeutische Anwendung liegen keine ausreichenden wissenschaftlich anerkannten Studien vor (jedoch oftmals in der Erfahrungsheilkunde und Volksmedizin bewährt).

obsolet: nicht mehr gebräuchlich

Ölauszug: s. Mazerat

Patchtest: Hauttest zur Diagnose von Allergien

Petit-Grain-Öl: ätherisches Öl aus den jungen Trieben und Zweigen von Zitrusbäumen (Gewinnung durch Wasserdampfdestillation), früher meist vom Bitterorangenbaum

Positiv-Monographie: Aus wissenschaftlich anerkannten Studien liegen nachweisbare Daten zu Wirksamkeit und Unbedenklichkeit vor.

phototoxisch: Pflanzenwirkstoffe, z. B. bestimmte Einzelverbindungen (wie Furanocumarine) in ätherischen Ölen, erhöhen die Gefahr einer Hautschädigung nach Licht- und Sonneneinstrahlung. Die Haut reagiert mit Rötung, Juckreiz, Bläschenbildung, Austrocknung und Schuppenbildung.

Rhizom: Wurzelstock; unterirdischer, wurzelähnlicher Pflanzenteil, der botanisch gesehen noch zur Sprossachse (Stengel, Stamm) gehört.

Schmuckdroge: Pflanzenteile, meist Blüten, werden nicht als Wirkstoff, sondern als Schmuck einer Teemischung zugefügt, um ihr ein schönes Aussehen zu verleihen.

s.l.: sensu latiore = im weiteren Sinn. Bei botanischen Namen zeigt dieser Zusatz an, dass es sich um eine Sammelart handelt, z. B. bei den Baldrianarten.

toxisch: für den Menschen gesundheitsschädlich (meist dosisabhängig)

Trägeröl: Fette Pflanzenöle, wie Nuss- oder Olivenöl, dienen als Basis für Körper- oder Massageöle. Ätherische Öle werden darin gelöst und können somit hautfreundlich angewendet werden. Sie ziehen das ätherische Öl „huckepack“ durch die oberen Hautschichten in den Organismus.

Trigeminusneuralgie: schmerzhafte, meist einseitige Gesichtsnervreizung oder Entzündung des Trigeminusnerv, meist mit Rötung und Brennen der Gesichtshaut.

virostatisch: Virenwachstum hemmend

zweihäusig: Weibliche und männliche Blüten sind getrennt auf zwei Pflanzen, im Gegensatz zu Einhäusigkeit, bei der sich beide Geschlechter auf einer Pflanze befinden.

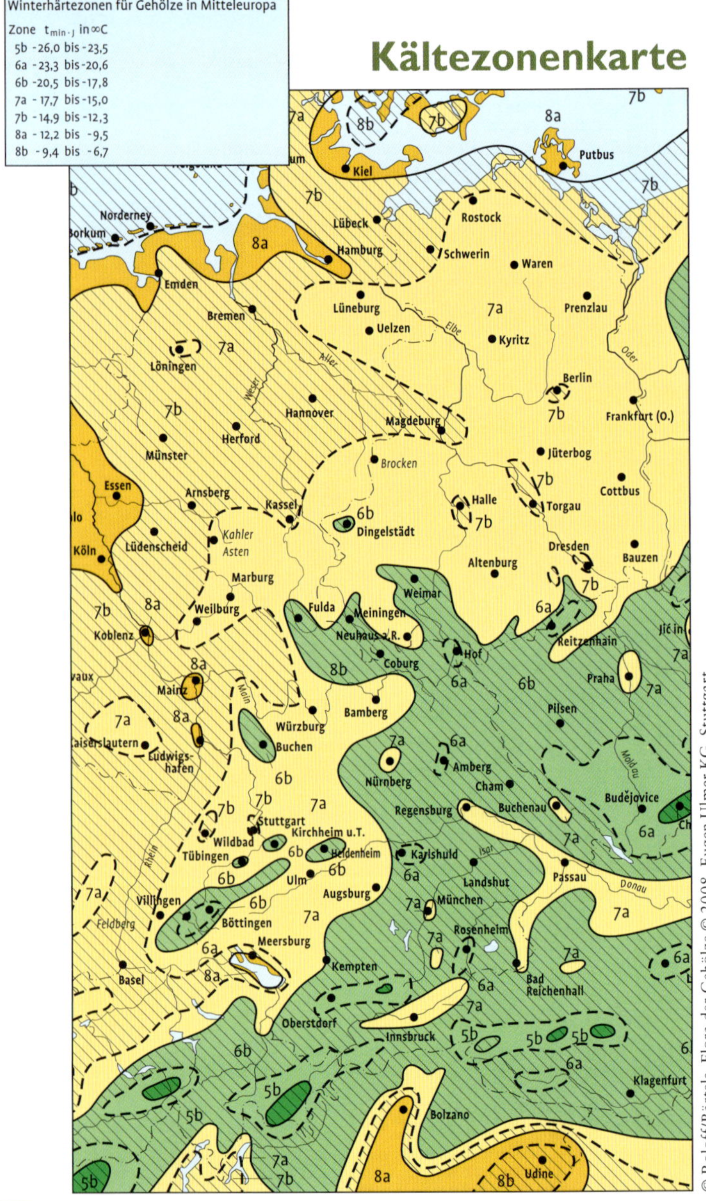
Kältezonenkarte
Winterhärtezonen für Gehölze in Mitteleuropa
Zone t min-J in ∞C
5b -26,0 bis -23,5
6a -23,3 bis -20,6
6b -20,5 bis -17,8
7a - 17,7 bis -15,0
7b -14,9 bis -12,3
8a - 12,2 bis -9,5
8b - 9,4 bis -6,7
Kiel
Putbus
Norderney
Borkum
Lübeck
Rostock
Hamburg
Schwerin
Waren
Emden
Lüneburg
Prenzlau
Bremen
Uelzen
Elbe
Kyritz
Oder
Löningen
Aller
Berlin
Weser
Hannover
Magdeburg
Frankfurt (O.)
Herford
Münster
Brocken
Jüterbog
Essen
Arnsberg
Cottbus
Kassel
Halle
Torgau
Dingelstädt
Lüdenscheid
Kahler Asten
Köln
Dresden
Bauzen
Altenburg
Marburg
Weimar
Weilburg
Fulda
Meiningen
Koblenz
Reitzenhain
Neuhaus a. R.
Hof
Coburg
Praha
Mainz
Main
Pilsen
Bamberg
Würzburg
Kaiserslautern
Ludwigshafen
Buchen
Amberg
Nürnberg
Cham
Moldau
Budějovice
Regensburg
Buchenau
Stuttgart
Kirchheim u.T.
Wildbad
Heidenheim
Karlshuld
Tübingen
Isar
Ulm
Landshut
Passau
Donau
Rhein
Augsburg
Villingen
München
Feldberg
Böttingen
Rosenheim
Meersburg
Basel
Kempten
Bad Reichenhall
Oberstdorf
Innsbruck
Klagenfurt
Bolzano
Udine
© Roloff/Bärtels, Flora der Gehölze © 2008, Eugen Ulmer KG, Stuttgart

Literatur

Weiterführende Literatur

Schilcher, Heinz: Kleines Heilkräuterlexikon. 5. Aufl., Hädecke Verlag, Weil der Stadt 2006.

Stadelmann, Ingeborg: Aromatherapie von der Schwangerschaft bis zur Stillzeit. 4. Aufl., Stadelmann Verlag, Wiggensbach 2015.

Stadelmann, Ingeborg: Bewährte Aromamischungen. 5. Aufl., Stadelmann Verlag, Wiggensbach 2007.

Stadelmann, Ingeborg: Die homöopathische Haus- und Reiseapotheke. 8. Aufl., Stadelmann Verlag, Wiggensbach. 2017.

Stadelmann, Ingeborg und Wolz, Dietmar: Ganzheitliche Therapien in Schwangerschaft, Wochenbett und Stillzeit. Deutscher Apotheker Verlag, Stuttgart 2011.

Stadelmann, Ingeborg. Homöopathie für den Hebammenalltag. 3. Aufl., Stadelmann Verlag, Wiggensbach 2018.

Kulturanleitungen

Für 22 „Heil- und Gewürzkräuter“ existieren Kulturanleitungen von der bayerischen Landesanstalt für Bodenkultur und Pflanzenbau an der LBP-Freising. Weitere 70 Kulturanleitungen sind nachzulesen in Band 2 des 5-bändiges Werks „Handbuch des Arznei- und Gewürzpflanzenbaus“, Herausgeber: Verein für Arznei- und Gewürzpflanzen SALUPLANTA e. V., Bernburg.

Zusätzlich verwendete Literatur

Benedum, Jost; Loew, Dieter; Schilcher, Heinz: Arzneipflanzen in der Traditionellen Medizin. 4. Aufl., Hrsg. Kooperation Phytopharmaka, Bonn 2006.

Erhardt, Walter; Götz, Erich; Bödeker, Nils; Seybold, Siegmund: Der große Zander – Enzyklopädie der Pflanzennamen. Ulmer Verlag, Stuttgart 2008.

Murphy, Robin: Klinische Materia Medica. Narayana, Kandern 2008.

Schmidt, Gitta: Sonnenwirbel für den König – Kräutermärchen. Stadelmann Verlag, Wiggensbach 2010.

Schneider, Michael: Naturgeschichte Allgäu. 2. Aufl., Bauer Verlag, Thalhofen 2012.

Schilcher, Heinz; Kammerer, Susanne; Wegener, Tankred: Leitfaden Phytotherapie. 5. Aufl., Elsevier/Urban & Fischer, München 2010.

Van Wyk, Ben-Erik; Wink, Coralie; Wink Michael: Handbuch der Arzneipflanzen. Wissenschaftliche Verlagsgesellschaft, Stuttgart 2004

Wabner, Dietrich und Beier Christiane (Hrsg.): Aromatherapie – Grundlagen, Wirkprinzipien, Praxis. 2. Aufl., Elsevier/Urban & Fischer, München 2012.

Werner, Monika und von Braunschweig, Ruth: Praxis Aromatherapie. Haug Verlag, Stuttgart 2006.

Nützliche Adressen

Führungen im „Duft- und Heilpflanzengarten auf der Burghalde“ meist von Ende Mai bis September.
Informationen: www.kempten.de/de/duft-heilpflanzengarten

Weitere interessante Natur-, Gewürz und Heilkräutergärten im Allgäu:
www.missen-wilhams-tourismus.de
www.gunzesried.de/www.kraeuter/index.php
www.kneippverein-fischen.de
www.bad-woerishofen.de/natur_aktiv/parks_anlagen/
www.allgaeuer-kraeuterland.de
www.artemisia.de/

Vereine zum Thema:
www.naturgarten.org

FORUM ESSENZIA e. V.
Gemeinnütziger Verein für Förderung, Schutz und Verbreitung der Aromatherapie, Aromapflege und Aromakultur
Nesso 8
87487 Wiggensbach
Offizielles Mitteilungsorgan: Zeitschrift F.O.R.U.M
Erscheint zweimal jährlich mit Aktuellem zu Aromatherapie, Aromapflege und Aromakultur. Zu beziehen direkt über Forum Essenzia e. V. oder in Naturkost-/Naturkosmetikgeschäften und Apotheken. Für Mitglieder kostenlos.
www.forum-essenzia.org

Bezugsquellen

Die im Buch erwähnten Tees, sowie Original-Stadelmann®-Aromamischungen und Homöopathische Taschenapotheken sind entweder in Ihrer Apotheke am Wohnort erhältlich oder direkt bei:

Bahnhof-Apotheke
Apotheker Dietmar Wolz
Bahnhofstr. 12, D-87435 Kempten
Tel. +49 8 31 – 5 22 66-11, Fax. +49 8 31 – 5 22 66-26
info@bahnhof-apotheke.de, www.bahnhof-apotheke.de

Bezugsquellen für qualitativ hochwertige ätherische Öle:

Primavera Life GmbH
Naturparadies 1, D-87466 Oy-Mittelberg
Tel. +49 83 66 – 89 88-0, Fax +49 83 66 – 89 88-40 99
info@primaveralife.com, http://www.primaveralife.com

Farfalla Essential AG
Florastr. 18, CH-8610 Uster
Tel. +41 44 – 9 05 99 00, Fax +41 44 – 9 05 99 09
info@farfalla.ch, www.farfalla.ch

Die meisten im Buch erwähnten Pflanzen erhalten Sie bei:

Biogärtnerei Christian Herb
Heiligkreuzerstr. 70, D-87439 Kempten
Tel. +49 8 31 – 9 33 31, Fax +49 8 31 – 9 42 07
info@bio-kraeuter.de, www.bio-kraeuter.de

Bildnachweis

Wir danken für die Bereitstellung der Bilder:
Alan Baker (S. 22 oben, 48, 50 oben, 54, 96 oben, 114, 129, 177, 264, 279) / Martina Berg (S. 116, 117) / Bettina Buresch (Grafik S. 1, 3) / Daniel Dillenseger (S. 162 rechts, 208) / Gabriele Fernsebner (S. 103, 246 rechts, 247) / Fotolia.com, © Fabrice Alexandre (S. 140) / Fotolia.com, © Xaver Klaußner (S. 244) / Jelitto Staudensamen GmbH (S. 257 links) / Johanna Köppl (S. 31, 204) / Anja Maurer (S. 285) / Gabriele Mooser (S. 122, 123, 197 oben) / Ingrid Ness (S. 42, 43, 98, 240 rechts, 266 rechts, 276 links) / http://de.wikipedia.org/wiki/Damiana – © by Dominiku (S. 68 links) / Joseph Wong (S. 127)
Alle anderen Bilder stammen aus den Archiven der Autoren.

Dank

Die Autoren bedanken sich bei Herrn Apotheker Dietmar Wolz für die Finanzierung des Duft- und Heilpflanzengartens auf der Burghalde in Kempten und für die Unterstützung des Buchprojekts sowie bei den Mitarbeiterinnen der Bahnhof-Apotheke, insbesondere bei Frau Ingrid Neß, für die Betreuung und Pflege des Gartens und den einen oder anderen Tipp. Ein „Vergelts Gott“ den Mitarbeiterinnen der Gärtnerei Herb, Kempten, für die alljährlich aufwändige Unterbringung der nicht winterharten Pflanzen im Wintergarten und das Wiedereinpflanzen nach den Eisheiligen. Wir bedanken uns auch bei Herrn Ralph Stadelmann für die Planung, Umsetzung und Instandhaltung des Schaugartens mit seinen Weidengeflechten. Ein Dank besonderer Art gilt unserer Lektorin, der Biologin Danielle Flemming, die mit ihrem Fachwissen mit dazu beigetragen hat, unsere drei doch recht unterschiedlichen Erfahrungsebenen – von der langjährigen Wissenschaft über die therapeutische Erfahrung bis zum praktischen Pflanzenanbau – auf einen gut lesbaren gemeinsamen Nenner zu bringen. Und natürlich unserer Mediengestalterin Simone Dorn, die mit viel Geduld und Kreativität aus dem trockenen Manuskript ein schönes Buch gemacht hat.

Und nicht zuletzt danken wir unseren Familien, die unser Tun und unsere Liebe zu den Pflanzen seit Jahren unterstützen.

Prof. Dr. Dr. h.c. mult. Heinz Schilcher, Zaumberg
Ingeborg Stadelmann, Wiggensbach
Christian Herb, Kempten

Die Autoren

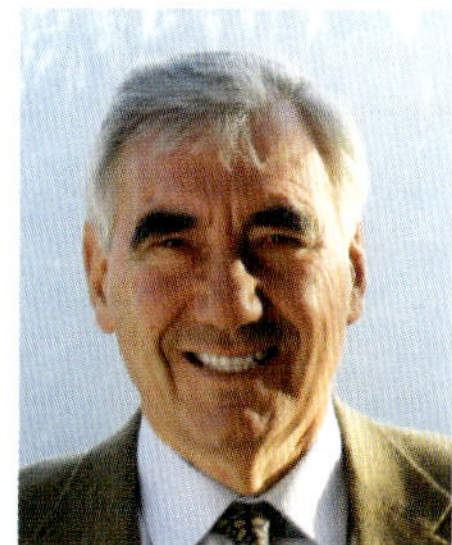

Prof. Dr. Dr. h.c. mult. Heinz Schilcher (*1930–†2015), beschäftigt sich seit 1939 mit Heilkräutern und erforschte 55 Jahre lang Wild- und Heilkräuter interdisziplinär auf Wirksamkeit und Unbedenklichkeit in der Industrie sowie an mehreren Universitäten, zuletzt als Direktor des Institutes für Pharmazeutische Biologie an der FU Berlin. Während seiner beruflichen Tätigkeit hat er 5 Heilkräutergärten konzipiert. Sein Buch „Leitfaden Phytotherapie" gilt als „die Bibel" in der Phytotherapie.

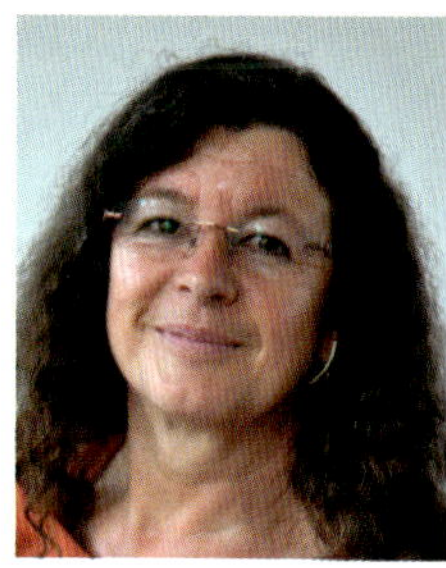

Ingeborg Stadelmann (*1956), Hebamme mit Heilpraktikerausbildung, Naturheilkundlerin, Referentin, Buchautorin, Verlegerin. Seit Ende der 1980er Jahre enge Zusammenarbeit mit der Bahnhof-Apotheke Kempten (Original-Stadelmann®-Aromamischungen). Ihr Buch „Die Hebammen-Sprechstunde" ist ein Bestseller und wurde in mehrere Sprachen übersetzt. Seit 2009 Präsidentin von Forum Essenzia e.V. (Verein für Aromatherapie, Aromapflege und Aromakultur).

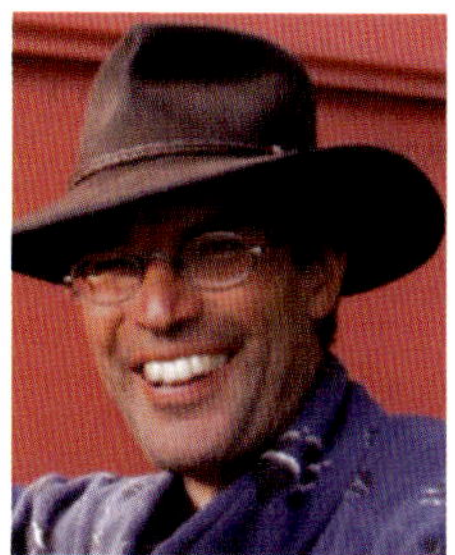

Christian Herb (*1960), gelernter Blumen- und Gemüsegärtner, Meisterprüfung an der Uni Hohenheim. Seine Gärtnerei ist spezialisiert auf Topfkräuteranbau und alte Gemüsesorten, seit 1998 Bioanbau und Mitglied bei Naturland. Seit vielen Jahren hält er Vorlesungen und Vorträge zum Thema Kräuter und alte Gemüsepflanzen. Zusammen mit der Bahnhof-Apotheke Kempten und dem Stadelmann Verlag unterhält er auf der Burghalde in Kempten den Duft- und Kräutergarten.

Pflanzenverzeichnis lateinisch